がんステージⅣ克服

「転移」「再発」「余命告知」からの回復記録

メッセンジャー総集編

命のマガジン『メッセンジャー』編集長
杉浦貴之 編著

YUSABUL

はじめに

本書は、転移や再発を経験し余命宣告を受けたにもかかわらず、ステージⅣのがんを克服された8人の方々の実体験を紹介しています。

私、杉浦貴之は1999年10月、28歳のときに腎臓の希少がん（PNET―未分化原始神経外胚葉性腫瘍）と診断されました。当時、日本では20例しか症例がなく、2年以上生存している人が存在せず、両親には「早くて半年、2年後生存率0%」と告げられていました。現在はユーイング肉腫ファミリー腫瘍と名前が変わり、2013年時の2年生存率は25%と出ていました。現在も治療法は確立されておらず、巨大腫瘍で見つかることが多く、予後不良となっています。

私の場合、腫瘍は腎臓からはみ出るほどの大きさで見つかり、左の腎臓の摘出手術、抗がん剤治療を受けました。「再発する可能性が高い」と言われ、経過観察のまま退院したものの、現在、再発せず24年が経過（２０２３年現在）しています。

私がここまで来られたのは、がんを克服された先輩、特に現代医学的には治癒が困難な状況から生還された方々の存在がとても大きかったです。

現在の活動の一つとして、がんを克服された方々の記録と想いを届けるため、２００５年１月より、私は『メッセンジャー』(※)というマガジンを発行しています。現在61号まで発行し、延べ５００人近いがん生還者の方に登場していただきました。

本書では『メッセンジャー』に登場された方の中から、特にステージⅣのがん、余命宣告を受けるような状況から回復して10年近く、あるいは10年以上経過された８人をピックアップし、追加取材をし、『メッセンジャー』の原稿を加筆修正して紹介しています。

本書で紹介する８人の方の治療プロセスは同じではありません。現代医療の恩恵にあずかった方、補完代替療法などの自助療法で生還された方、どちらも活用されて生還された方など、人生と同じように、治し方もそれぞれです。本書ではさまざまな治療法や代替療法を紹介していますが、「この治療法が最善」「食事療法でがんが治った」「サプリメントでがんが消えた」と伝えているわけではありませんし、決してそれらを勧めているわけでもありません。あくまで参考としてください。

現代医療において余命宣告されたにもかかわらず、がんから生還した人たち。彼らの受けた治療法や実践した代替療法、生活習慣の変化、心の変容、生き方の変容について、病気を予防する人、これから治療に向かう人、再発を予防する人、それぞれの生きる道で役立てていただけたら幸いです。

誤解してほしくないのは、現代医療を否定しているわけではないということです。私自身、手術を受けなかったらこの世にいないと思いますし、その後の抗がん剤も再発を防ぐのに奏功した可能性もあります。私の場合、病院の治療から、自助療法、心の持ち方、生活改善などの自己改革への移行のタイミングがよかったのだと考えています。

私は現代医療も、東洋医学などの代替補完療法と呼ばれるものも、どちらもすばらしい叡智だと思っています。現代医療は病変、症状そのものにアプローチし、代替療法は病気に至る本質、環境にアプローチしていくもの。どちらも必要であり、それぞれに役割が違うのです。

ネットの情報を見ると心がざわつきますよね。現代医療否定派が陰謀論や極論を持ち出して、ネット上で否定を繰り返す。それをただ鵜呑みにしてアドバイスする人もいます。また逆に、「科学的根拠がない」「エビデンスがない」という理由で代替療法を一笑に付し、否定する。お互いが自分の正しさを主張して、相手を認めず、否定合戦なんてしていたら、まるで戦争と同じです。

そんな情報を目にして、現在治療中の方がどれだけ不安になるでしょうか。情報の発信側は、そこに希望があるのか、そこに愛はあるのか、しっかり考えてから伝えてほしいものです。本来は、病気が治ってほしい、命が助かってほしい、命が輝いていてほしいという、目指すところは同じはずなので、もっと寛容に、互いを認め、受け入れながら、手を結んでいける時代になればよいと思います。

ただ、病院の治療が過剰になってしまっている場合もありますし、弱みに付け込んだ詐欺まがいの療法もあります。決して一つの情報を鵜呑みにすることなく、あらゆる選択肢をテーブルに乗せ、消去法ではなく、自分の人生観に照らし合わせ、自分の責任で選んでいくことが大切だと思います。

他人の示したデータや無慈悲な言葉に未来を閉ざすことがありませんように。

希望はあふれています。

そして、日々、可能性は広がっています。

※杉浦貴之が２００５年１月に創刊した雑誌。命と向き合っている方、主にがん経験された方、医師などの医療関係者を取材し、その手記やインタビュー記事を掲載しています。

目次

装丁：米谷哲也
本文デザイン：白根美和
本文DTP：有限会社タダ工房
『メッセンジャー』ロゴデザイン：Ｙｕｅ

第1章

がんステージⅣでも克服できる

■がんを克服した芸能人もいる！

「悪性腫瘍の可能性が非常に高い」

28歳、まさかのがんとの診断。告知の瞬間は顔面蒼白となり、足の震えが止まりませんでした。

「終わった……」

これまで観た映画やテレビに登場した、あのがん患者のように、痛みに苦しみ悶えながら、最後はやせ細って死んでいく。そんなイメージが脳裏によみがえってきたのです。


絶望の淵に沈んでいた私を救ってくれたのは、まずは両親の想いでした。

ある日、両親だけ診察室に呼ばれます。

「息子さんの命は早ければ半年。よくもって2年でしょう」

母はショックでうなだれるのではなく、こう答えてくれたと後で聞きました。

「私は余命半年など絶対に信じません。息子を信じます！」

私が絶望の中にいても、両親は希望を持っていてくれました。

そして、この言葉に涙があふれました。

「自分の命に代えてでも貴之を助けたい」

「貴之が生きていてくれるだけでうれしいよ」

少しずつ、心が前を向けるようになってきたとき、テレビをつけると、がんから生還した芸能人が出ていました。和田アキ子さん、島倉千代子さん、渡辺謙さん……。

そうかチャンネルを替えればいいんだ……。

専門書を開き、たとえ5年生存率が10％以下だと書かれていても、それを低いと落ち込むのではなく、自分もその中に入ればいいのだと思えました。

私自身が一番の希望としたのが、前述した芸能人のように、がんを克服した先輩方の存在でした。がんを生き抜いた人たちの生き方を学べば道は見えてくると考え、私はそんな方々が書いた体験本を母に頼んで買ってきてもらい、病院のベッドの脇に高く積み上げ、片っ端からから読みまくりました。

涙が止まりませんでした。

「余命宣告をされたとしても、元気になった人がこんなにいるんだ！　まだまだ終わりじゃない！」

これまで脳内に溜め込んできた、大量のがんに関するネガティブな情報を少しずつ書き換えていったのです。生存率や余命宣告なんて、過ぎ去った今日までのデータであり、これからのことではありませんし、必ずしも自分に当てはまるわけでもありません。起こってもいない未来にビクビクするより、希望を抱き、これから道をつくっていけばいいのだと思いました。

■がん患者を勇気づけるマガジンを創刊

１９９９年に腎臓の希少がんと診断されてから、療養中の私の生きがいは、人と人、人と場所をつなぐことでした。インターネットで掲示板をつくり、情報を発信し、たくさんのがん患者さんと交流しました。その中で影響を与えてくれた人、旅で訪れた元気になれる場所、なんとなくよかった養生法などを紹介すると、情報を受け取った人が喜んでくれて、そのことが私の喜びにもなっていったのです。

そんな想いの中、手術から５年後の２００５年１月、命のマガジン『メッセンジャー』

を創刊。ご縁つなぎを生きがいとして生きていた中で、雑誌という媒体を使い、さらに多くの人に喜んでもらいたい、生きる希望を失いかけている人に光を灯したいと思ったのです。特に私はがんを克服した人たちにたくさんの力をもらってきました。暗いニュースの多い中、そんな生還者たちを取材して、生の声を届け、少しでも世の中に希望を増やしたいと考えました。

雑誌制作の経験もなく、取材、写真、広告営業、販売活動、すべて一人でのスタート。

「命はそんなにやわじゃない！　どんな状況でもあきらめる必要はない！　自分で生きるスイッチを入れてほしい！」

希望を届けたいという想いで走り始めたら、たくさんの人が応援してくれました。広報のために新聞社やテレビ局とつなげてくれる人、掲載用の写真を撮ってくれる人、デザインを教えてくれる人、ホームページのつくり方を教えてくれる人など。さらに、私自身がどんどん元気になっていきました。

『メッセンジャー』は少しずつ広がり、創刊から18年の月日（2023年現在）が流れ、海外では雑誌の価格より送料のほうが高いというのに、アメリカ、オーストラリア、コロンビア、スイス、フランス、ルクセンブルクなどでも読まれています。

先日、どこかで『メッセンジャー』を手に取った方から連絡をいただきました。

「たった500円の雑誌が私の人生を変えてくれました！　あなただけでなく、登場されている皆さんの生き方に、私自身も生きる力がみなぎってきました」

そう興奮気味に話してくれました。このような感想を伝えてくださる方が後を絶ちません。

本書で紹介する8人のうち、何人かの方が『メッセンジャー』を読んだこと、あるいはがんから生還された方と出会ったことを、希望を持って生きる大きなきっかけとしています。

私自身も含め、がん患者にとって、がん生還者との出会いがどのようにその後の人生に影響を及ぼしたのか、考えてみました。

■無意識を《意識》する

がんと診断されると、多くの人が絶望の淵に沈みかけます。そこには「がん＝死」という概念が大きく影響していると思います。私もその言葉を聞いた瞬間、足の震えが止まらなくなりました。

２０１７年4月、ＴＢＳ「サンデーモーニング」というテレビ番組で、藤井聡太棋士の強さの秘密について、脳科学研究者の田中啓治氏が解説していて、「プロ棋士とアマチュア棋士では使う脳の領域が違う」と言われていました。プロ棋士とアマチュア棋士に詰め将棋の問題を見せたとき、脳のどの部分を使うのか調べたところ、アマチュア棋士は「人間が意識して行動するときに使う脳の部分」が反応し、プロ棋士は「無意識の行動を取るときに使う部分」が強く反応することがわかったそうです。プロ棋士は無意識からの反応、つまり手を打つとき、〝直感〟を使っているのだと言われていました。

この〝直感力〟は、どのように磨かれていくのでしょうか。藤井棋士は、5歳から将棋を始め、ほぼ毎日将棋を続けてきたそうです。その結果、「その膨大な反復が脳に蓄積されて、史上最年少でプロになれるほどの直感力が養われたのではないか」と脳科学研究者の田中氏は言われていました。

膨大な「がん＝死」という概念が習慣的に脳に蓄積されると、「がん」という言葉を聞いただけで、「死」というイメージが出てしまうということです。私ががんと診断されたとき、足の震えが止まらなかったのは無意識による反応だったのかもしれません。

■マインドセットを書き換える

こちらもテレビを観ていて気づきを得たことです。ふとテレビをつけると、スポーツに関する講演会の様子を放送していました。テーマは「スポーツイノベーション」、人類がどのように陸上の世界記録を伸ばしてきたかという内容。番組では、栄養面、環境面による肉体の進化はもちろんのこと、最後に行き着くのは「マインドセット」、思考パターンや思い込みを書き換えることだと言われていました。

通常は、フルパワーで体を動かすと、体が故障してしまうため、脳がブレーキをかけているのだそうです。陸上選手でさえ、体のすべての能力を使っているわけではないのです。そこで、「もう少しブレーキを緩めても体は大丈夫」と、マインドセットを書き換えることが大切だと言われていました。

例えば、陸上男子100mの桐生祥秀選手が17歳のとき、追い風参考ながら100mで9・87秒という記録を出したことで、ジュニア陸上のレベルが一気に上がったと言います。それまで日本人が10秒を切るのは困難と言われていたのが、ジュニアの選手に「自分も10秒を切れるかもしれない」「10秒を切るタイムで走っても体は大丈夫」と、脳のブレーキが緩み、マインドセットが書き換えられたのだと思います。

このマインドセットは病気についても応用できると思います。「治るかもしれない」「治ってもいいよ」「治す力をもう少し発揮しても大丈夫」と脳のブレーキを緩め、マインドセットを書き換えるのです。そのためにもがん生還者と出会うことは重要だと思います。

私自身が希望としたのが、がんを克服した先輩方の存在だったと前述しました。入院中はがん生還者の書いた本を読みあさり、退院すると本の著者に会いにいったり、がん生還者の講演会に参加したりしていました。前例に出合い、ポジティブな情報をひたすら積み重ね、無意識にマインドセットを書き換えたのです。前例に出合ったとき、「自分には無理だ」と脳のクセが発動し、その情報をブロックするのか。「自分にもできる」と脳のブレーキを緩め、マインドセットを書き換えるのか。どちらを選択するかで人生は大きく変わるのではないでしょうか。

■自分を信じた証を残す

断捨離をしていたある日、私は期限切れのパスポートを見つけ、何気なく眺めていました。そのパスポートを取得したのは、２０００年8月とありました。計算してみると、それはがんの手術から10か月後、抗がん剤治療を終えて退院し、5か月後ということになります。

「再発する可能性が高い」と主治医から告げられ、予後不良で要観察のがん患者だとされていた私。当時、最後まで使い切る自信がないので、ガソリンは満タンにせず、ポイントカードは絶対につくりませんでした。そんな未来など真っ暗だったはずの自分が、次のクリスマス、お正月、誕生日が迎えられるのかわからないと思っていた自分が、なんと、5年ではなく、10年のパスポートを取得していたのです。

だんだんと、そのときの記憶と感情がよみがえってきました。

あのとき、5年にするか、10年にするか、確かに迷っている自分がいました。一度は「10年なんてとても考えられない。5年にしておこう」と思いました。「5年にしたって長すぎるよ。なぜ1年、2年のパスポートがないのか」とさえ思ったほどです。

そのとき、もう一人の自分の声が聞こえてきました。

「5年にするの？　そうなんだね。どうして、そうやって自分の可能性を自分で閉ざしてしまうの？　どうして自分の未来を自分で制限するの？」

「どうして他人の決めた道を歩いていこうとするの？」

「5年にしたら、10年は生きられないって決めちゃうってことでしょ？」

「ここで、10年は絶対に生き抜くって、宣言しちゃえよ」

「10年後もパスポートに渡航記録を刻むんだよ。そしてまた更新するんだ」

私は涙を流しながら、5年用のパスポートの申請用紙をゴミ箱に入れました。

「がん＝死」という誰かの勝手な思い込みを鵜呑みにして、自分の人生を決めるところだったのです。

「自分の未来は自分で決める！」

このたかだかパスポート申請に、心の奥底から、生きることへの情熱が湧き上がってきました。そして、受け取った10年用の赤いパスポートは、「自分の可能性を信じた証」となりました。小さなことかもしれませんが、このとき「5年ではなく、10年以上生き抜く」と、マインドセットを書き換えたのです。

5年のパスポートにしていたら、きっと体の全細胞たちが「短いほうを選んだんだね。そんなにオレたちのことを信じてないんだ。もうがっかりだよ」とみんなで肩を落としていたかも知れません。10年を選んだからこそ、「よっしゃ、了解！　お前の期待に応えてやるぞ！　お前のその指令を待ってたぞ！」と細胞たちは腕まくりをしたに違いありません（イメージです）。

それから何度も海外に行くことになりますが、入国審査で渡航記録のスタンプを押してもらうたび、「自分の可能性を信じた証」を心に焼き直したのです。

パスポートを取得してからの10年、腸閉塞を5回起こして入院するなどたいへんなこともありましたが、結婚をし、娘も生まれました。今は家族とともに渡航記録を刻んでいます。

「自分には大きな可能性がある」

そんなマインドセットに書き換えてほしくて、私は『メッセンジャー』というマガジンを発行しています。さらに、講演、トーク＆ライブで全国をまわり、がん体験者が想いを伝える場『とにかく元気が出る講演会』（以前の名は「がん治っちゃったよ！全員集合！」）を全国展開し、がん経験者でいく「がんサバイバーホノルルマラソン」を実施しています。

これから紹介する８人のがん生還者の記録から、がんに対するイメージを上書きし、現在のご自身のマインドセットを書き換えてみてください。同時に、未来のなりたい自分をイメージしながら、未来のマインドセットも書き換えてみてはいかがでしょうか。

第2章

がんステージⅣを克服した8人

怖がりの私でもがんを克服できたわけ

伊《い》藤《とう》奈《な》津《つ》子《こ》（乳がんステージⅣを克服）

乳がん、肝臓転移のステージⅣからの復活。たくさんの出会い、気づきによって、がんになる前より幸せになった伊藤奈津子さんの軌跡。

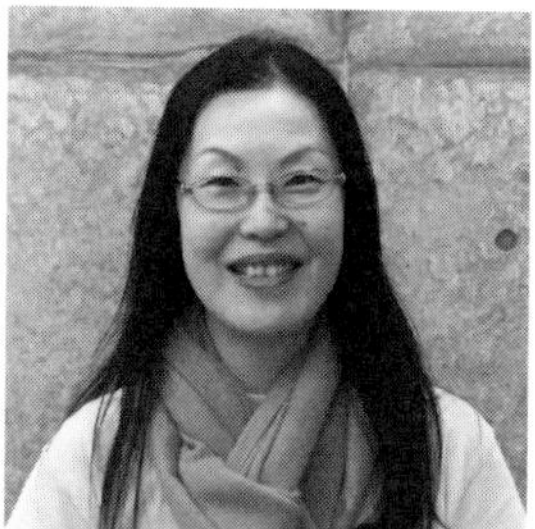

■乳がん、肝転移との宣告

２０１４年2月29日の朝（当時46歳）、突然右乳房の激痛に襲われました。触れると何かしこりのようなものを感じ、これはただごとではないと仕事を休んで近くの婦人科を受診。前年の夏にも胸に痛みを感じ、同じ病院で検査を受けていました。そのときは特に異常なしと言われていたのに……。不安が胸を横切ります。

エコーで診てもらうと２㎝ほどの何かがあると言われ、すぐに乳腺外科のある大きな病院を紹介されました。47歳の誕生日のちょうど１週間前の出来事でした。

３月１日、当時住んでいた岐阜県瑞浪市から少し離れた町の公立病院を受診。医師はマンモグラフィー検査ですぐにがんだと判断したようで、１週間後に詳しい検査（細胞診断）を受けることになりました。

３月14日、世間がホワイトデーで華やいでいる中、私はがんの確定診断を下されました。医師からそれを聞いた瞬間、文字通り目の前が真っ暗になりました。ドラマで見るような深刻な場面とは少し違っていたような気がします。「乳がんです」と、まるで「今日はいいお天気ですね」というような淡々とした口調でがんを宣告されたのです。

「健康オタクだった私が乳がんに⁉　そんなはずがない！」

乳がんだと言われてもその事実を受け入れられず、ただただ泣いて、医師の説明も耳に入りませんでした。

私は子どものころから人一倍病気が怖くて、「将来はお医者さんと結婚したい」と真剣に考えていたほどです。母が私を妊娠中に盲腸の手術をしています。もし胎内記憶があるのなら、7か月の胎児にとってそれは恐怖の体験だったのかもしれません。

さらに30代後半という年齢の叔母をがんで亡くしたことがトラウマになっていました。「がんという病気はなんて恐ろしいの！」「若いから大丈夫ではなくて、若くても病気になって命を落とすこともあるんだ」という観念が私の心に深く植えつけられました。

自分は病気になりたくない、特にがんにはなりたくないという思いがいつも心のどこかにあり、常に健康を心がける生活をしていました。

これはのちに、ある心理カウンセラーから聞いた話ですが、人間の脳はコンピュータの検索エンジンのようなもので、「病気が怖い」「病気になりたくない」と思っても、脳には「病気」というキーワードがインプットされてしまうそうです。つまり脳に常に「病気」という言葉があり、それが「病気」という状態を引き寄せてしまう結果につながる……。この話はまさに自分のことだと大いに納得できました。


がんと診断された日、病院からの帰りに教会へ寄りました。

「なぜですか？ どうして私がここまでの苦しみを与えられなければいけないのですか？」

と牧師に泣きつきました。

聖書にはこう書いてあります。

『あなた方を襲った試練で、人間として耐えられないようなものはなかったはずです。神は真実な方です。あなた方を耐えられないような試練に遭わせることはなさらず、試練と共に、それに耐えられるよう、逃れる道も備えていてくださいます』（コリントの信徒への手紙―10章13節）

しかしどう考えても、自分の身に起こったことが耐えられる試練とは思えず、がんと診断されてから入院するまでの２か月間は、私にとって一番つらく苦しい時期でした。

家族と相談した結果、最終的には地元近くの基幹病院で手術を受けることにしました。

４月４日、担当医となるO先生に初めて診てもらい、この先生だったらすべてお任せしても安心だと直感。O先生はいつも変わらぬ穏やかな態度で、私の話を真正面から聞いてくださいました。手術は24日と決まりました。

4月中旬、手術前の検査を受けた結果、肝臓とリンパへの転移が判明しました。それを聞いたときあまりのショックで過呼吸になってしまい、ベッドに横になりながら説明を受けました。O先生は「大丈夫だから、治す手だてはあるから」と前向きな言葉で励ましてくださいました。

「セカンドオピニオンを聞いてもらってもいいですよ。転移があるので手術をしないという選択もあります。ただ切除しないと次第に大きくなって膿が出たりするので、私は切ることをお勧めします」と言われ、予定通り4月24日に手術を受けることに決めました。

■術後の私の養生法

乳がん患者である友人からのアドバイスで、入院するときはホテルに滞在するようなつもりで、病室にいろいろなグッズを持ち込みました。自宅で使っているマイ枕、パジャマではなく旅先でくつろぐような部屋着、アロマのセット、お気に入りのDVDやCD、家族の写真などです。おかげで入院生活を楽しむ余裕すら出てきました。

手術後の抗がん剤治療は直感的に自分には合わないと判断し、受けないという希望を伝えると、Ｏ先生は「ホルモン治療だけにしましょう」と言ってくれました。このように患者の心に寄り添い、しっかり向き合ってくださる、とてもよい医師に巡り合えたのは幸運です。

術後のホルモン治療を受けていたこの時期は、とにかく治った人の話を聞き、治った人の本を読んで、なるべくマイナスの情報は目にしないように努めました。また、がんは切って終わりではないという自覚もありましたので、病院の治療の他にも自分でできる健康法や養生法の情報収集を開始。いろいろな療法を試しましたが、その中から自分の感性に合ったものを実践しました。

具体例を挙げると……ひまし油湿布、コンニャク湿布、三井温熱療法、枇杷葉温灸、乾布摩擦、半身浴、足湯、整膚、スワイショウ（中国の健康体操）、シンギングボウル・セラピー、カイロプラクティック、陶板浴、遠赤外線マット、ヨガ、気功、笑う、散歩、ホメオパシー、トランポリン運動、踏み台昇降、イメージトレーニング、靴下重ね履き、玄米菜食、断食、豆乳ヨーグルト、しょうゆ麹、味噌、ぬか漬け、甘酒、酵素ジュースなどの発酵食、サプリメント、生姜紅茶、人参ジュース、多糖体スープ、酢タマネギなどです。

退院後は心身ともにかなりダメージを受けていたので、あまり体調が思わしくなく、引きこもりがちになっていた時期もありました。

そんな折、２０１４年10月、ヨガの先生に誘われてホリスティック医学協会主催の講演会にいくことになりました。講師は２人の医師で、高橋信雄先生の『癒す医療と笑いの力』、昇幹夫先生の『あなたの笑顔、なにより薬』という『笑い』がテーマの講演会でした。これが私をずっと縛りつけていたがんのイメージを変えるきっかけになりました。『がん＝死』という強固なイメージが笑いによって溶け出したのです。

昇先生の「がんという名前の響きがよくない。これがポンだったらどうでしょう。肝臓ポンとか国立ポンセンターとか、楽しいじゃありませんか」というお話に、いつの間にか大笑いしている自分がいました。心配したり、クヨクヨしたりするより、笑って生きることに舵を切るという気持ちが芽生えました。

さらにこの会場で名古屋のがん患者会「いずみの会」と「がん治っちゃったよ！全員集合！」というイベントのチラシが配られていました。翌月「いずみの会」に入会し、新規入会者対象のウエルカムセミナーに参加。そのセミナーで患者会の事務局長さんにお会いしましたが、元がん患者さんとは思えないほどキビキビとした姿に勇気づけられ、自分の世界が開けた感じがしました。

私は右乳房を全摘したので、手術後は二度と温泉にいけないと思っていました。しかし、たくさんの出会いの中で「私も人生を楽しみたい！」と背中を押され、思い切って温泉に挑戦。「なぜこんなに気持ちがいいことをあきらめていたんだろう!?」と、一度温泉へいくと気持ちが吹っ切れて、以後、月に2～3回、近くの温泉を巡るようになりました。

■笑いとの出合いで気持ちが晴れた

2014年11月、名古屋で開催された「がん治っちゃったよ！全員集合！」に参加しました。このイベントはシンガーソングライターで『メッセンジャー』編集長でもある杉浦貴之さんを中心に企画された、がん体験者が想いを伝えるイベントです。杉浦さんの歌『命もそれを望んでる』を聴いて、隣に座っていた友人がドン引きするほど号泣してしまいました。一筋の希望の光が見えたような気がし、「苦しんでいるのは自分だけじゃない。歌詞にあるように、涙の先にはとびきりの笑顔があるかもしれない。今は暗いトンネルの中にいても、いつかは光あふれる世界に飛び出せるかもしれない」、そう思ったらうれしくて涙が止まらなかったのです。

イベント出演者の一人、樋口強さんのお話も笑いあり涙ありで感動しました。抗がん剤の副作用で全身のしびれなどの後遺症があり、そのつらい体験も笑いに変える巧みな話術に自然と樋口さんの世界に引きこまれていったのです。「笑いは最高の抗がん剤」「生きているだけで金メダル」という樋口さんの言葉は私に希望と勇気を与えてくれました。

その2年後には、毎年がん患者を招待して行われる、樋口強さんの「いのちの落語独演会」(※1)に肺腺がんで治療中だった父と参加。樋口さんの創作落語はがん患者だからこそ笑えるネタが満載。誰でも先のことはわかりませんが、笑いで今日から明日へ命をつなげていくことができるのです。父は久しぶりに声を上げて笑っていました。

それからもいろいろなイベントやがん患者会に参加しました。そこにはがんを克服された方たちとのたくさんの出会いがあり、「私もきっと大丈夫!」と強くイメージすることができました。そして、いつか私も元気になったら病気で苦しい思いをしている人の助けになれたらと思うようになりました。

夫や家族の理解と協力のおかげでいきたいところにいき、やりたいことをさせてもらえたことも本当にありがたかったです。

■半年でがんが縮小

2014年10月、術後半年のCT検査で、肝臓に転移したがんは半分くらいに縮小していることが判明。主治医のO先生はホルモン療法がよく効いていると言われましたが、私は心の中で日々の取り組みも寄与していると感じました。ともあれ半年で転移がんが半分に縮小したという検査結果はすごくうれしくて、やり方次第で元気になれるのだという自信につながりました。

2015年4月、術後1年の検査で肝臓のがんは1・7㎝に縮小し、また一歩前進。そのとき初めて転移したがんが当初は4㎝あったと聞きました。このとき書いてもらった診断書を見て、自分のがんがステージⅣであったことも初めて知りました。あえて詳しいことは話さなかったO先生、がんと言われ取り乱す私の姿を見て配慮してくださったと、今でも感謝しています。

尚、再発予防や進行を遅らせる目的で使われるホルモン療法（ノルバデックス）は、2020年4月に終了しています。

■サイモントン療法との出合い

私はイメージを大切にしています。がんと心の関係に詳しいサイモントン療法(※2)の本を読んで「これだ!」と思いました。

2015年8月、桑名でサイモントン療法認定カウンセラーの玉田まゆ子さんのセミナーを受け、その後のワークショップにも参加しました。

ワークショップでは、自分の肝臓がきれいなピンク色をしているイメージと、自分の体内には有能なお医者様がいて、私の悪いところを優しくさすりながら、悪いものをお盆にうやうやしく載せて外へ運び出してくれるイメージをしました。がんは自分の子どもですから、イメージの中でも優しく扱います。以後、そんなイメージトレーニングを日々実践。

玉田先生が言われた「人生の唯一の目的は幸せを体験すること」という言葉に共感しました。サイモントン博士は「Are you having fun?」(楽しんでいるかい?)が口癖だったようです。これらの言葉に「私は楽しんでもいいんだ。幸せになってもいいんだ」と背中を押されたような気がします。

がんの引き金についてもう一つ思い当たるのは、私のがん発覚の7年前の母の死です。

元気に外出し、突然心臓発作で亡くなったので、その事実が受け入れられず、自分の中でその感情がうまく解消されていなかったようです。「母の死は寿命だった。人生を幸せに生き抜いたんだ」と、このサイモントン療法を通して過去の出来事の解釈を変えたことも治癒に向かう大きなポイントになったと思います。

■ついにがんが消失

2016年10月、術後2年半の検査がありました。エコー検査を受けると、あるべきところにがんが見当たらない……。検査技師さんが入れ替わりで念入りに検査してくれましたが、「エコーでは病巣は描出されませんでした」という結果。

乳がんが見つかったときは4㎝大だった肝臓のがんが、1年後に1・7㎝、2年半後の検査では消失していました。この結果には自分でも驚きました。

治療とともにこれまで実践してきたこと、生活習慣を変え、心の持ち方を変えたことがよかったと思います。私自身は「がんを絶対治す（消す）ぞ！」というよりはゆるやかに

「共存でいい」という気持ちで日々を送ってきたところ、いつの間にか消えてくれたという感じです。

『人間の体は治るようにできている』という言葉があります。病気をつくったのは自分、病気を治すのも自分、そんな意識でゆるやかに養生していくことが大切。自分がよいと思ったこと、何も特別なことでなくてもいいから淡々と粛々と続けていると、体は治る方向に向かってくれると私は信じています。

【療養時の平均的な1日のスケジュール】

5時半起床―体温・体重測定、深呼吸、太陽エネルギーを浴びる。白湯を飲む
6時半―ラジオ体操
7時―スワイショウ（中国の健康体操）、踏み台運動、ストレッチ、ヨガ、足湯など
8時―朝食（フルーツ、豆乳ヨーグルト、豆乳バナナジュース）、散歩、家事、ホルモン剤を手づくりの酵素ドリンクで飲む（「最小限の副作用で最大限の効果がありますように。ありがとうございます」と唱え、元気になった自分をイメージしながら）
12時―昼食（自家製味噌を塗ったおにぎり、野菜スープ）、休息、瞑想

午後―予定がなければヨガ、気功、温泉など
19時―夕食（野菜とタンパク質中心、炭水化物は摂らない）、入浴（半身浴、ヒートショックプロテイン入浴）、爪もみ、あいうべ体操
就寝前―三井温熱治療器の手当て、日記、瞑想ＣＤをかけながら10時～10時半目安に就寝
（※これは目安であって守れないとしてもストレスを溜めないこと。あくまでもガイドラインとしての1日のスケジュールで、ゆるゆるとこなすことを心がけていました）

■心が喜ぶことをする

子どものころから私は音楽が好きだったこともあり、積極的に音楽活動に参加するようになりました。以前母が入っていた近所のコーラスグループ（平均年齢75歳）や、食道がんを克服された織田英嗣さん主宰のめぐみの会（患者会）の音楽バンド、「めぐみ音」にも参加。

２０１６年3月には中学時代の憧れだった先輩たちのバンドの一員として、母校の閉校式でピアノを弾かせてもらえました。真剣にピアノを弾くのは何十年ぶりかでしたが、

フィナーレで母校の校歌の伴奏を務めることができ、感無量でした。

また、ときめきが免疫力を高めるということで、ときには好きな歌手のライブへいったり、イケメン俳優が出演しているＤＶＤを観たりしています。作品はハッピーエンドのものに限り、ニュースや新聞も事件などは飛ばして、なるべくポジティブなものだけを見るようにしています。

そして、樋口強さんから教わって始めた「メインイベント、よかったことノート」を実践。１日の始まりに今日のメインイベントを、１日の終わりによかったことを３つ書き出します。現在タイトルが「感謝ノート」に変わり、感謝することを３つ書き出すようになり、合計10冊以上にもなりました。検査のときにはそのノートを必ず持参し、待合室で読み返し、幸せな気分に浸りながら不安を吹き飛ばしています。

これはがん体験者に共通していることだと思いますが、少し体調が芳しくないと「うわっ！　再発!?」とか、体のどこに痛みがあると、すぐに「まさか転移!?」と心に不安がよぎります。そういうときは杉浦さんに教えていただいた自分の〝大丈夫アイテム〟を利用します。〝大丈夫アイテム〟とは自分を安心させてくれる存在、言葉、行動のことです。私にとっての〝大丈夫アイテム〟は、樋口さんの落語のCDやサイモントン療法のCD、昇幹夫先生や、ステージⅣの中咽頭がんを克服された春名伸司さんの書かれた本を読むこと、教会の礼拝に出席すること、聖書を読むこと、祈ることなどです。さらに不安が大きくなると、私は大きな声で亡くなった母が好きだった『野に咲く花のように』を歌います。歌っていると自分の声が母の声に聞こえ、天国の母からのエールと思って自分を励ましています。

■キャンサーギフト

2018年、杉浦さんの主宰するがんサバイバーホノルルマラソン(※3)に参加、完歩できたことは、5年経った今も鮮明に覚えています。ゴールしたときの感動、ゴールを果たす仲間たちの笑顔は忘れられません。ハワイでの打ち上げでは、私がウクレレを弾き、歌い、仲間が踊ってくれて盛り上がりました。

２０１９年12月、娘の大学進学に合わせて、夫の故郷のカナダ・バンクーバーに家族で移住。

カナダは医療事情が日本とは異なり、医療費が無料の代わりになかなか検査などを受けることができません。どうしてもという場合は緊急外来にいきますが、そこでも5、6時間待ちは当たり前です。日本の医療の恩恵にあずかれたことは本当に感謝です。

日本食はカナダでは高価で手に入りづらいので、食事の内容も少し変わってきました。なるべくオーガニックのものをと心がけていますが、すべてというわけにもいきません。発酵食品や食物繊維、野菜やフルーツを積極的に摂って、できるだけ日本食をつくるようにしています。食事に関してはできる範囲で無理のないようにという方針で、このスタンスだけは変わっていません。

養生法としては現在も、足湯、半身浴、ひまし油湿布、遠赤マット、ホメオパシー、靴下重ねばき、スワイショウ（中国の健康体操）、ヨガ、口角を上げて笑う、散歩、踏み台昇降、イメージトレーニング、ラジオ体操などを実践しています。

乳がんの手術から9年が経ちました。このがんという病気は神様からのプレゼント、

「キャンサーギフト」であったと今は思えます。移りゆく自然の美しさ、命の尊さ、時間の大切さ……それらすべてが神様からのかけがえのない贈り物です。そして、周りの人々の励ましや支え、家族の思いやりの有り難さをしみじみと感じています。

私は今まで検査結果を一人で聞いたことがありません。いつも夫が休みを取って付き添ってくれます。夫婦の一大事なのでそれが当たり前と思っていましたが、なかなかできないことです。夫には本当に感謝しています。

「キャンサーギフト」と言いましたが、もちろんできることなら、がんになんてなりたくありませんでした。それでもステージⅣと言われた私がこうして今日も生かされていることに、自分のこの世での使命があると思わずにはいられません。

少しでも誰かの人生に自分の体験談が役立つのなら、こんなにうれしいことはありません。かつての私ががんでも元気にしている人たちに出会い勇気づけられたように、今度は私ががんと宣告されて絶望のどん底にいる方たちの希望の光になれたらと、切に祈ります。

【2023年の平均的な1日のスケジュール】

7時起床―白湯にマヌカハニー、その日の気分でレモン汁など入れて飲む。吸った時間の2倍の長さで息を吐く複式呼吸

8時―朝食（フルーツ、オートミール、ケフィア、ライ麦パンのトースト、ポーチドエッグ、アボカド、ミューズリー、スムージーなど）。家事、週2回のボランティア活動

11時半―ラジオ体操、軽い筋トレ

12時―昼食。おにぎり、味噌汁、そば、前の日の残り物など。午後からはウォーキングを30分～1時間。雨の日は踏み台昇降、スワイショウなど

18時―夕食。チキンか魚がメイン。たくさんの野菜。炭水化物はお米の他にもキヌア、クスクスなどを食べることも。おやつに和菓子、ダークチョコ、ドライフルーツ、ナッツ、焼き芋、たまにはケーキやクッキーも食べる

19時―自由時間。近くのコミュニティセンターでヨガや太極拳を週に2、3回。ひまし油湿布をする日、家で半身浴の日も。時々韓国式のサウナへいって温冷浴を楽しむ。お風呂から出たあとは日本のドラマを観てリラックス、余力があればYouTubeを観ながらストレッチ

11時―就寝

※1　2001年より1年に一度、樋口強氏ががん患者とその家族だけを無料招待している会。独演会を当初から貫くテーマは「笑いは最高の抗がん剤」。樋口氏は古典落語などの演目とともに、毎回、がんと出合ってからの経験を踏まえたメッセージを込めた創作落語「いのちの落語」を披露。2022年11月の第20回大会が最終回となった。

※2　米国の放射線腫瘍医で心理社会腫瘍医であるカール・サイモントン博士により開発された、「がん患者さんとご家族（または支援者）のための心理療法」。近年では、がんのみならず、ストレスに起因するさまざまな病気に対してサイモントン療法のプログラムが提供されている。

※3　がんサバイバーホノルルマラソン『メッセンジャー』編集長の杉浦貴之が2010年より企画。毎年12月に開催されるホノルルマラソンにがん経験者、その家族、サポーターでチームをつくり、参加している。

【伊藤奈津子プロフィール】

1967年3月、岐阜県生まれ。2014年4月、乳がん、肝転移と診断。同月手術、その後ホルモン療法を受ける（2020年4月終了）。2016年10月、肝転移消失。現在、夫の故郷のカナダ・バンクーバーに家族で住む。

壮絶なトラウマはがんが消してくれた

春名伸司《はるなしんじ》（中咽頭がんステージⅣを克服）

2001年42歳のとき、中咽頭がんⅣ期と診断され、14時間の手術と、1週間の植物状態を経験。その後かくりん気功(※1)と出合い、自己治癒力を高めながらそれまでの生き方を改めていく。がんの原因を探るため、壮絶な過去と向き合い、受け入れた。そして、未来に向かって夢を叶えながら歩いていく春名伸司さんが伝えていること。

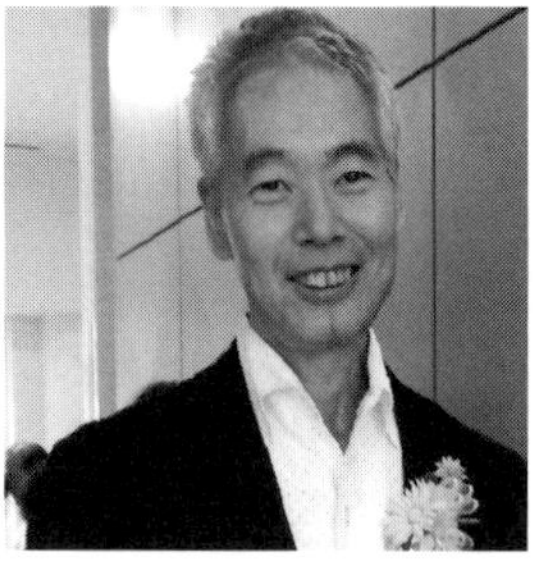

■こんなはずでは……

2001年、巷ではサッカーのワールドカップが翌年日本で開催されることに、日本中が盛り上がっていたころのこと。私自身も、若いころにスポーツマンであったことに自信を持ち、「いくら無理をしても、自分だけは大丈夫」と、仕事、家事、育児と忙しく日々を過ごしていました。そんな42歳のときに私はがんを宣告されたのです。

36歳のときに結婚をし、2人の子どもたちも生まれ、満41歳でマイホームを建てました。世間的にはさぞかし、順風満帆で平和な家庭に見えていたことでしょう。

しかし実情は、妻とは喧嘩ばかり。愛想を尽かされ、家事、育児はすべて私に押し付けられ、家庭には殺伐とした空気が流れていました。

家事に育児に仕事、住宅ローンなど、背負うものが次第に自分の容量を超えて圧しかかり、堪えきれなくなり、心は悲鳴を上げていたのだと思います。ストレスから逃れるように、家族が寝静まってから、酩酊状態になるまで浴びるようにお酒を飲んでいました。お酒のおかげで、束の間、悩みを忘れることができていました。

しかし朝になると、現実に引き戻され、重い体と、重い心から、わずかな元気を振り絞るようにして朝の支度を始めるのでした。早朝保育に子どもを預け、仕事に向かいます。イライラが続き、職場でも同僚と口喧嘩をし、怒りが収まらず、夜にまた輪をかけて飲んでしまうという日々が続きました。

『こんなはずではなかった』

いつも心でつぶやくようになっていました。

笑いも会話もない家庭。理想の家庭像からはほど遠い現実。私にも原因があったのです。というより、むしろ私に原因があったのでしょう。

幼いころから、自分のいる家庭がつらくて仕方なくて、私は肉親も世の中の誰も信用することができない子どもとして育ちました。親は私の反面教師であったのです。

だからこそ、「自分が家庭を持ったら、和気あいあいとした、笑いと愛情にあふれ、明るく、子どもを差別しない平等な家庭をつくるんだ」という理想がありました。理想というより、はっきり言えば怨念です。その怨念を妻に押し付けたのです。

自由奔放で、性格が私と正反対の妻は、当然反発しました。しかし、幼少時代のつらい体験が影を落とし、どうしても理想を捨てきれなくて、また私が押し付けてしまいます。その押し問答で、妻の心は完全に私から離れていき、その後、離婚することになりました。

■まさかの誤診とがん宣告

そんな2000年の夏のある日、首の付け根に違和感を覚えました。指で探ってみても異物のようなものには触れないのですが、「なんだろう」という不気味さだけが残ったのです。

違和感の消えないまま数日が経ったころ、指で探ってみるとポツっと米粒大の硬い塊が指の腹に当たりました。しかしこのときは「あ、何かできたぞ。でもすぐ治るだろう」くらいにしか考えていませんでした。

それが1か月くらい経つと、小さくなるどころかゴルフボールくらいまで大きくなっていました。ただ、痛くもかゆくもないのです。そして、元来の医者嫌いもあって、放置していたら2か月でさらに倍の大きさになっていました。触るというより、もう掴む感じです。これにはさすがに恐怖が襲ってきて、病院にいくことにしたのです。

それまでの私は、病院とはまったく縁がなく、ましてや、自分の体にこれほど大きなデキモノが居座るなど、想像したこともありませんでした。不安を抱え、訪ねた先は内科の病院でした。怪我ではないので内科だろうと思ったのです。検査結果は「大したことはありません。そのうち小さくなっていくでしょう。とりあえず抗炎症剤を出しておきます」
とのこと。このときはホッとしました。

しかし、首の付け根のデキモノは、小さくなるどころか日を追うごとに大きくなり、すぐに検査のときの2倍の大きさに成長しました。鏡で見てもくっきりとふくれ上がっています。同時に、背中が痛くて車に乗れなくなり、体に発疹も出てきたのです。異常に体がだるく、これまで経験したことのない不定愁訴も襲ってきました。タバコも吸えなくなり、浴びるほど飲んでいたお酒もまずくて喉を通らなくなってしまいました。

さすがにおかしいと思い、検査をした内科を再診。すると、最初のときに抗炎症剤を処方した医師が「うちは内科だから、首から上はわからないんですよ」とさわやかに言ってのけるのです。さらに「耳鼻咽喉科になるんですよ」と丁寧に追い討ちをかけてきます。「だったら最初からそう言ってよ」と、喉まで出かかって飲み込みました。現在なら患者に訴えられそうな話です。

その後、大学病院の耳鼻咽喉科を紹介してもらい診察を受けると、医師はさすがに丁寧に診てくれました。「大きな病院の医師はさすがだなあ」と感心していると、次第に医師の顔が曇っていきます。そして、思いがけない言葉を告げられたのです。

「十中八九悪いものでしょう。家族と会社に長い入院になるとお伝えください」

「……もしかして、がん？」

まさに青天の霹靂でした。

体力だけが取り柄と思って生きてきたのに、どうして？

「なぜ自分だけがこの若さでがんになるのか？」という納得のいかない怒りと、自分を過信して無理を重ねた自責の念とが交錯して、足に力が入らず、宙をさまようように帰宅しました。

■今日も死ねんかった

このまま死んでしまったらあまりに無念です。「今まで生きてきて、何かいい思いをしたことがあったのか？」と自分に問えば、思い出すことが何もありません。幼いころからの思い出はあまりに重苦しいものばかりだったからです。

私が生まれてすぐ、両親は離婚。私は実の父の顔も知らずに育ったのです。その父は一度も養育費を払わず、私を訪ねてきたこともありません。

その後、母は私を連れて初婚の継父と再婚。そして、妹が生まれます。

母は、私という荷物を連れてきた負い目があり、前の夫が養育費を入れないことも重なり、夫婦で始めた商売が忙しい上に新しい夫に気を遣い、大変な思いをしていたのだと思います。母はストレスを晴らすために、事あるごとに私に当たるのが常套でした。

「あんたがいることで私はたいそう気を遣わんといけん」「あんたがおるからこねえ貧乏なんじゃ」「あんたに使うお金はないんじゃ」「はよう出ていけ」

私が物心ついたときから高校時代までずっと母にこう言われ続け、その後、がんになる42歳まで、いくらあがいても取れない楔《くさび》のように私の胸に突き刺さったままでした。家族の中で唯一血のつながりのある人に、一番理解してほしかった血縁者に、私は人格を否定され続けて育ったのです。


小学校の低学年のとき、学校が終わって家まで帰ってきても、私は、なかなか家の扉を開けることができませんでした。家に私が入ると、それまでの和気あいあいとした家族の雰囲気を壊してしまうのではないかと思ったからです。自分が帰宅することで敏感に変わる空気に、心がすさむのでした。
「一日も早く死ぬことが、親にしてあげられるたった一つの親孝行」と思っていました。しかし、家の前に横たわる国道２号線を眺めながら、「次に大型トラックが通ったら飛び込もう」と何度思っても、意気地がなくてできません。「今日も飛び込めんかった。死ねんかった」、そう自分を責めながら、勇気を振り絞って申し訳なく家の扉を開けるのです。それが小さいころの日常でした。

成人してからも、「自分は他人と同じように存在してはいけないんだ」というトラウマに悩み、強烈なコンプレックスが襲い、その反動で負けず嫌いの意地っ張りになり、平静を装いながらも、怒りと哀しみで心はいつも荒れ狂っていました。

幼いころから、私はずいぶんと生き方の無理を重ねていたのだと思います。

■想像以上にがんは進行していた

検査入院が終わり、主治医が告知するといって診察室に呼ばれた日。〝告知〟という言葉を使うということは、がんだと決まったようなもの。私は覚悟を決めるしかありませんでした。当時の私は「がんは切って取っておしまい」というイメージがあり、たぶん初期のがんだろうと、たかをくくってもいました。

2001年1月の寒い日、殺風景な狭い部屋に通され、そのときが来ました。事前に主治医から「呼べる親族はみんな呼んでください」と言われていて、妻と両親、妹が来てくれていました。

まず、転移と腫瘍の大きさの説明があり、私ががんだと思っていた首の付け根のデキモノは、実はがんの転移だったと判明。原発は喉のところにあり、リンパ節の他に、舌にも転移があるとのこと。そして、原発の腫瘍の直径は8㎝もあり、初期だとたかをくくっていた私の状況は、なんと中咽頭がんⅣ期だったのです。

14時間かかるという手術内容の説明後、手術の危険性と後遺症の説明がありました。

①五感の神経に傷がつく可能性があるので、目、鼻、口、耳その他障害が残る可能性がある。

②食べ物、飲み物を飲み込む機能がなくなるから、一からリハビリをして能力をつくり上げる必要がある。かなりきびしいリハビリであり、一生口から食べられない可能性もある。
③手術後は１週間、移植した部分が壊死しないように首から上を固定する。全身にチューブが挿管されているので動かせず、気管切開しているので声も出せない。そして意識のある状態のまま植物状態が続く。

説明を聞きながら、私はその場で平静を装うのがやっとでした。

その日は深々と雪が降る寒い夜となりました。家族が帰り、誰もいない談話室で、窓越しに降り積もる雪を眺めながら、堰を切ったように涙があふれました。いつも、いつも精いっぱい、自分なりに歯を食いしばって、誰も助けてくれなくても一人ぼっちでがんばってきたのに、その代償がご褒美ではなく、こんな形で降りかかるなんて……。

2人の子どもを授かり、家を建てて、これから一番がんばらないといけないときに……なんで？

子どもたちを自分の手で幸せにしてやりたかったのに、自分と同じ父の記憶のない子にしてしまうのか。つらい記憶しか残らないような人生を歩ませるのか。なんの因果なんだ!

ひとしきり涙を流すと、少し冷静になれました。

生きるか、死ぬかを考えてみたのです。子どもは3歳と1歳、やはり今死ぬわけにはいきません。がんばるだけがんばって、だめなら仕方がないではないか。Ⅳ期なのだから、失うものなど何もないことに気がつきました。

■手術拒否をして病院を去る

告知の翌日から、がんに関するさまざまな本を読みました。がんの本など読んだこともなかったので、病院の治療以外に、自然療法を初めとする代替補完療法がたくさんあることに驚きました。同時に、これだけ代替療法の本があるということは、標準治療だけでがんを治すのは難しいということだと容易に推測がつきました。

病院の近くの本屋にいってては本をあさって病室に戻る日々。読めば読むほど三大療法に疑問が湧いてきました。

「手術は受けません！」

主治医は当然激怒しました。

「もう病院にいる必要はないですね」

とうとう私は、首にテニスボール半分ほどのしこりを付けたまま、手術も受けずに退院してしまったのです。今思うと孤立無援で、よく決断したと思いました。

自宅に帰ると、襲いくる死の恐怖と、集めた情報に翻弄されることになります。「あれがいい、これもよさそう」と、全国の代替療法を取り入れているクリニックや施設をまわり、食事療法やサプリメントにたくさんのお金を使い、あっという間に200万円ほどが消えてしまいました。数万、数十万円単位で消えていく通帳を眺めて、「これでは破産する、俺は何をやっているんだ」と思いました。

これから大きくなる子どもたちに、少しでもお金を残しておかなければならないときに、自分のことで200万円も使い、何か変わったのか？

試した代替療法もサプリメントも効いたかどうかわかりません。心は？　未だに恐怖心がぬぐえないままです。このままではまずい……。

■私が決めた治し方

「もうお金は（自分のために）使わん！」

居直ったら、ふと感じたことがありました。

「がんになるくらい自分の体がわかっていないのに、そのわかっていない体に何が合うかなんてわかるはずもない。闇雲にやっても、大切な体を使って人体実験をやっているようなもんだ」

理屈（左脳）で考えてだめなら、直感（右脳）に頼ろうと決めたのです。たくさんのがん関連の本の中から、理論ではなく、自分に欠けていること、ワクワクすること、体が喜びそうなことを中心に直感で選んでいきました。すると、結果的にお金のかからないものばかり残ったのです。

私が直感で選び実践したこと。
・笑うこと（自分に欠けていたこと）
・かくりん気功（歩く気功→自分に欠けていた運動）
・体を温めること
・玄米小食
・生きがい療法（森田療法）

【療養中の平均的スケジュール】

5時―起床
5時15分ごろ―かくりん気功
6時半―ラジオ体操
6時45分―朝風呂に入り、たっぷり汗（毒）を出す。その後準備をして子どもたちを保育園に連れていく
8時30分―朝食。玄米と味噌汁の時期もあり、にんじんジュースの時期もあり、食べない時期もあった

10時—かくりん気功
12時—昼ご飯。玄米と味噌汁、野菜炒めや煮物など
14時—かくりん気功、岩盤浴、ハイキングなど
17時—子どもを保育園に迎えにいく。その後家事、食事。自分の食事は、玄米と味噌汁それに納豆、漬け物、野菜料理、そばなどから1、2品
19時—入浴。生きがい療法も一緒に行う
20時—ストレッチと温熱（三井式温熱治療器）
21時—就寝

まさに、これまでの暴飲暴食、寝不足、イライラの毎日から180度転換したのです。朝日を浴びて気功をすることから始まる1日。その爽快感を生まれて初めて知りました。

そして体調はみるみるよくなっていきました。

当時、関西の大学の研究所が私の免疫の値（NK細胞活性など）を測定すると、成人の平均値をはるかに超える優秀な数値でした。

また、がんは心を乱す病気です。行動を起こそうとすると、それを阻止しようとする落ち込みとの戦いが待っています。心には「生きがい療法（森田療法）」が役に立ちました。禅が基盤になっている生きがい療法は、すべての事象をあるがままに受け入れることから始まりました。

Ⅳ期のがんと診断されたこと、子どもたちが小さいこと、住宅ローンがあること、妻と不仲なことなど……背を向けたいすべてのことを、ありのままに認めて一緒に生きていくのです。それができるようになると、冷静にがんを治すための行動ができるようになるから不思議です。

恐怖心や、やるせない気持ちに苛《さいな》まれて、その気持ちをなくそうと思うと余計にそれは大きくなるものです。恐怖心があることをちゃんと認めて、それが心の中心を占めているなら、やりたいことに専念できるように、その恐怖心さんにお願いして、心の隅っこに移動してもらいます。

手で触れるところにある私の腫瘍は、まるっきり心の変化と連動していました。不安や恐怖が高いとき、ストレスが溜まったときには膨張し、心が安定しているときには一回り小さくなりました。まさに、がんは心の病気だと実感しました。

どんなに落ち込んでも、怖くても、その気持ちに少し隅っこに寄ってもらって、心をコントロールしながら、毎日淡々と、粛々と、私は養生のスケジュールを継続することができました。

「何年もかけてできたがんは、何年かけても治すまで行動をやめない」

そんな覚悟を持っていました。

■手術を決断、その後

「このまま自然にがんがなくなってくれないかなあ」

そう思っていた矢先、持病のぜんそくが起こってしまいました。

24時間咳が続き、夜も眠れません。そんな日が2週間も続くと、体調はすこぶる悪くなり、小さくなりかけていた腫瘍は元の大きさに戻ってしまいました。3か月ほど養生のスケジュールを継続したのですが、腫瘍をなくすことはできませんでした。

そして、このぜんそくをきっかけに私は手術を決断。やれることを全力でやってきた結果なので、後悔はありませんでした。

いったん断った手術をお願いするために病院を訪れ、私は主治医に「手術をお願いします」と頭を下げました。主治医は憮然とした表情で入院を認めてくれました。

入院してからも養生は継続します。入院患者さんはエレベーターばかりを使うので、病院の階段や踊り場はさながら専用のジムのように使えました。階段を上り下りし、踊り場でストレッチや呼吸法を実践していました。朝はかくりん気功で大学病院のグラウンドを歩き、夜は、持参した温熱器で体を温め抜きました。

このころは第二の人生を生き直す好奇心をいつも持ち、治った後のことをイメージしていました。

「がんが治ったら、自分の体験を話す語り部となる。今、治すために実践しているかくりん気功も教えられるようになろう。発症時、『治った人に会って話してみたい。治った人から直接教わりたい』、そう切に願ったので、自分がそういう人になって、がん患者さんに勇気を与える人になる」

２００１年5月21日、最初の告知から4か月後、15時間かかった手術は成功。その後1週間、植物状態が続きました。体はまったく動かせず、声も出せず、気管切開して喉からヒューヒューと息をしているだけの物体でした。しかし、意識だけはしっかりあるのです。体は死ぬほど苦しいのですが、言葉を発してそれを伝えることはできません。その過酷な環境で精神に異常をきたす人もいると言われるほどでした。

ここでも「生きがい療法」が役に立ちました。苦しむこともあるがままに認め、楽しいことを努めて考え、地獄の1週間をなんとかやり過ごすことができたのです。

術後数週間経って、主治医から「取った部位を調べてみた結果、リンパ節の転移部分にわずかながんは残っていましたが、そのほかの部位は壊死していました」と聞かされました。術後は、これまでの努力が実を結んだのか、医師が目を見張るほどの回復の早さでした。感染症もなく、必ず起こると言われていた嚥下障害も不思議なことに一度も起こりませんでした。

一度手術を断り、3か月間実践した自助療法は確かに効果を上げていたのです。さらにメンタル面でも、もしも気の弱い私が、何も考えず医師から言われるまま最初から手術を受けていたら、この過酷な状況に心が折れていたかもしれません。体を鍛えていなかったら、感染症や後遺症で大変な人生になっていたかもしれません。そういう意味では、遠回りをしたように見えて、無駄な時間は何もなかったと思うのです。

■退院から復職へ

2001年9月上旬、ようやく退院する日が来ました。

「今度帰るときは、骨になっているかもしれない」と覚悟を決めての入院でしたので、こうして生きて我が家に帰れることが夢のようでもありました。

「何も変わっていない」

胸が熱くなりました。懐かしい玄関、部屋の間取り、空気、窓から入る日差しの色……。入院中、何度この光景を夢に見たことでしょう。

「生きて帰ってこられた」

何気ない日常がこれほどすばらしいとは……。

子どもたちは私がいない間にもすくすくと大きくなっていて、その夜、久しぶりに子どもたちと添い寝をしました。感無量でした。

翌日から歩いて体力を回復することに努めました。15時間の手術や植物状態は、予想を超えるダメージを体に与えていました。最初は、玄関から突き当たりの道路まで、30mほどの距離を往復するのに命がけ。そこから毎日1mずつ、必死に距離を伸ばしていきます。少しずつ歩けるようになってくると、毎日、電信柱1本分距離を伸ばすようにしました。

体力が戻ってくると、かくりん気功に切り替え、退院から半年くらい経つと、1日に10時間くらい気功ができるようになっていました。

そして2002年7月上旬、1年10か月の休職期間後、私は職場復帰を果たしたのです。

■生きる努力

現在、がんと診断されてから22年経過（2023年現在）しています。思い起こせば、最初の5年間は、死の恐怖と共存しながら過ごしていました。

この5年間は、厳格に自助努力をしました。毎日のかくりん気功に、食事は玄米小食、味噌汁にもだしは使わず、砂糖、お酒を断ちました。体を温めるため、三井式温熱治療器を使い、風呂は朝晩2時間入っていた時期もありました。さらに、2週間に一度の「生きがい療法」の集まりで、日常にあった出来事を面白おかしく発表するユーモアスピーチを行いました。

まさに「生活習慣の総力戦」でした。モットーである「病気になっても病人にならない」「凡事徹底日々是好日」を心に刻んで日々を過ごしていました。

決めたことは信じて実行しながら、絶えず、新しい出会いを求めていました。やはり、自分が実践している「生きる努力」の裏付けがほしいということもありました。そんな中、同じ意識を持って治している多くの仲間と出会い、胸襟《きょうきん》を開いて語り合うことができました。がんにならなければ出会うことはなかった仲間たちは、大切な財産です。

■がんは神様

がんと診断された当時、3歳と1歳だった子どもは、現在25歳と23歳になりました。今でも家事をしたり、子どもたちのご飯をつくったりしていますが、彼らが成人した今は

「必要にかられて」ではなく、自分の気分転換としてできるようになりました。

長男は中学から荒れて高校をやり直し、問題を起こすたびに学校に呼び出される日々でしたが、言い争いをしても私のつくったご飯は残さず食べてくれていました。高校を卒業したときは、頭を下げて「父さんありがとう」と言ってくれ、なんだか報われた気持ちになったものです。次男は学業に専念してくれています。


現在の私は、全国で気功教室、心理セッション、遠隔施術などを行っています。さらに、がんと診断され藁《わら》をもすがりたい気持ちのときに、著書を読んで勇気をもらっていた、憧れの帯津良一先生とも、共著『がんの手術をする前に』（創元社）を出版させていただきました（現在は電子書籍）。現在は岡山で、帯津先生と一緒に養生塾という合宿を開催しています。

自分ががんを治す途上に、「もしもがんが治ったら、その経験を人様のために役立てたい」と思っていたことが、今、実現しています。本当に無駄なことは何もありませんでした。

「メンタルをどう変容させるか？」が治癒に影響すると感じています。私は気功を教えていますが、気功は陰陽で成立しています。コインでたとえると表と裏の面積は同じ。一見苦しみと思えることがあっても、その裏には同じだけの喜びが用意されています。苦しみを糧にすれば、あとはコインがひっくり返るだけ。大きな苦しみはそれだけ大きな喜びが隠れていると知れば、人生は変わっていきます。

私自身、がんが襲ってこなかったら、恨み、怒り、自己否定などを捨て、生き方を正し、生きる楽しみを味わうことはなかったことでしょう。結局、私にとってがんは怖いけれどありがたい神様のような存在だったのです。たった1回の人生、味わったもの勝ちです。今では、困難が多いほど、神様にかわいがられた幸せ者だと感じています。これからも困難があるたびに、「神様、また私の番ですか？」と感謝して、死ぬまで人生を味わい尽くしていきたいと思います。

【現在の平均的スケジュール】

6時──起床、瞑想と感謝（今日が迎えられた恩恵とがんばってくれている体に感謝と合掌）

7時―スワイショウ（中国の健康体操）、かくりん気功
8時―コーヒータイム
9時―自分の活動の事務やブログ記事作成
12時―お茶タイム
13時―家事（トイレ掃除、お風呂掃除、洗濯など）
14時―クライアントさんに、気功のパーソナルセッションや心理セッション、遠隔施術など
18時―家事、夕食準備
19時―夕食（そばや野菜中心の和食、魚や肉を食べることもある）
20時―入浴（1時間）
21時30分―かくりん気功
23時―就寝

※1　かくりん気功（郭林新気功）は、中国画の画家として活躍していた郭林女史が、自身の進行がんを克服するために、各種の気功法の上に、西洋医学や漢方の知識を合わせて自ら編み出した気功法。重要な部分が歩く気功であり、歩きながら呼吸法を併用します。自分自身が本来持っている回復の

力（免疫力）を高めるという能動的、積極的な功法です。

【春名伸司プロフィール】

1958年生まれ。岡山県出身、在住。2001年、42歳のとき、中咽頭がんステージⅣと診断され、手術。最初の5年間は厳格に自助療法を実践。現在、全国各地でかくりん気功のワークショップ、がんの語り部として多くの方に共感と感動をシェアし続けている。

「生存率0％」5度の再発・転移を乗り越えて

善本考香《よしもととしか》（子宮頸がんステージⅣを克服）

2011年、子宮頸がんと診断。手術後、5度の再発・転移を繰り返し、「生存率0％」という状況をどう生き抜いてきたか。

インタビュー●杉浦貴之

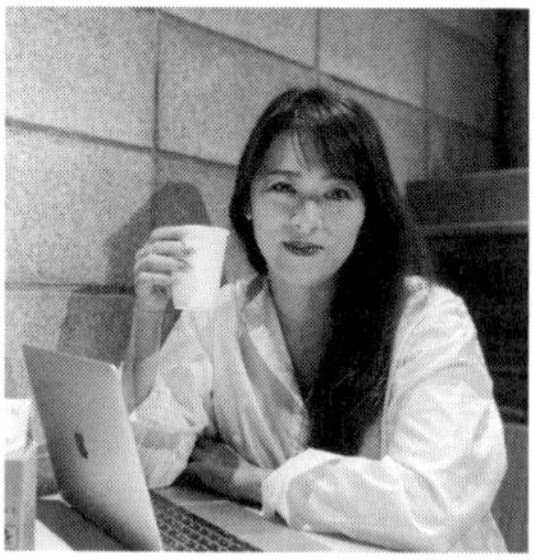

■自分の喜びのために治す

杉浦　世間一般、がんが転移したら、そこから治っていくのは難しいという印象があると思います。でも善本さんの体験は、そうではなくて、その状況からでもまだまだ生きられると思わせてくれます。また、善本さんががん患者さんのサポートをされているということもあり、お話を聞いてみたいと思いました。

善本　初めまして、善本考香です。私は41歳のときに子宮頸がんと診断され、その後5度の再発・転移を繰り返し、いわゆるステージⅣという状態になりました。私が特別変わっているのは、地元の山口県を離れ、可能性がある治療法を探して、東京で一人暮らしをしたことです。一人娘がいるんですけど（当時13歳）、彼女と離れてまでその選択をしたのは、やはり「生きたい」という気持ちが強かったからです。

杉浦　最初にがんと診断されたのはいつでしたか？

善本　２０１１年ですので、すでに10年以上経過しています。「まさか自分が」と思いましたが、「やっぱりな」という思いもありました。その2、3年くらい前から体調が悪かったんです。父方も母方もがん家系だったので、「来るときが来たな」という感じで少し心構えもありました。

杉浦　がんと診断されたときはショックでしたか？

善本　ショックでしたね。離婚もしていますし、娘の成長を見ていきたいのになんでこんなことになってしまったんだろうと。なんで私が？　他の人がなってもいいんじゃない？と、悪魔の声も出てきました。もっと早期に発見できたのではないかと、自分自身にも腹立たしかったですね。

杉浦　先日、善本さんと内科医の岡田直美先生との共著『このまま死んでる場合じゃない！がん生存率0％から「治ったわけ」「治せるわけ」』（講談社）を読ませていただきました。その中でも書かれていましたけど、娘さんの存在が大きな力になったとありました。どんな思いだったのですか。

善本　少しきれい事にはなるのですが、初めは娘のために生きようと思いました。でも、再発・転移を繰り返す中、今度は娘のためにとは言っていられない自分がいて、「自分のために」生きなきゃいけないと思ったんです。娘はもし私がいなくなっても、どこかで切り替えて生きていけると思いました。だけど、私が娘の成長を目に焼き付けたいと思う気持ちがどんどん強くなってきたので、再々発のときに、娘と離れる決心をし、生きるために東京で治療を受けるという選択をしました。「娘のために」も大事ですが、私は「自分の喜びのために生きる」にフォーカスしたのです。

■あの幸せなときに最悪の知らせ

杉浦　細かくお聞きします。少しさかのぼりますが、著書を読むと、がんと診断されてから、そのショックからの立ち直りがとても早いと感じました。

善本　がんの宣告を受けて、しかも相当発見が遅れたという状況でしたので、とにかく一人になりたくて母に娘を預けて飛び出しました。今でも思い出すとグッとくるんですけど、それこそ車の運転をしながら泣きたいだけ泣いて、初恋の人と歩いた場所だったり、好きな人といった場所だったり、そういうところを一人でまわりました。最後は海で大声を出して泣き、娘や母からも電話がかかってきても出ずに、泣いて、泣いて、泣きはらして……。それで、公園で顔を洗って家に帰ったとき、母が笑顔で迎えてくれて、娘も「ママ！」と抱きついてきて、私には帰る場所があるんだと知りました。そのとき「死んでいる場合じゃない！」って思いました。それが1日目です。

杉浦　感情を吐き出したんですね。

善本　そうです。それで次の日からは荒れました。荒れて何をしたかというと、パチンコ屋にいきました。あの騒音の中、じっとしている自分がいて、私はその孤独感がすごく心地よかったんです。こんなにも人がいて、中には玉が出なくて台を叩いている人がいる。すごく不愉快な思いをして顔を歪めている人もいる。人間ってなんてちっぽけなんだろうと思いながら、私はすごく集中して、自分の人生を見つめていました。それでボロ勝ちしたんです！　体がしんどくて、もうこれ以上玉が出なくていいからというぐらい勝ちました（笑）。

杉浦　ついていますね！　お金は何に使ったのですか？

善本　なぜか自分のために使ったら死んでしまうと思って、身近な人にささやかなプレゼントをしたり、友達と飲み食いしたりして全部使ってしまいました。人にお勧めはできませんが、私にとって、あの喧騒の中で自分を見つめ直せたことが最高の切り替えになりましたね。

杉浦　その後手術して、抗がん剤治療を受けられたものの、再発したということですね。

善本　はい。最初の治療（手術、抗がん剤）のときに、私はこれで終わるわけはないと思っていたので、覚悟はしていました。でも、娘の中学の入学式の制服が届き、ちょうど娘が私の前でうれしそうに試着しているときに病院から電話がかかってきたんです。「病院に来てください」と。私はもう娘に抱きついて泣き崩れました。どうしてこんなに私も娘も幸せな瞬間にこの知らせが届くのだろうと……。なんとなく再発を覚悟していましたが、休ませてはくれなかったです。2012年3月のことでした。

杉浦　最初の診断時よりこのときのほうがショックでしたか？

善本　そうですね。傍大動脈リンパ節に転移していたのですが、そこに転移した人を調べたときにあまり予後がよくないことがわかったので、次の春はもう迎えられないかもしれないと、ふとよぎることもありました。

杉浦　治療は順調に進むのですか？

善本　それから1か月半ぐらいかけて放射線治療と抗がん剤治療を受けました。それでも9か月後に、右肺、両側縦隔リンパ節、両側肺門リンパ節、左鎖骨リンパ節に転移が見つかったのです。いろいろ調べると、ここまで転移して生きている人は見つかりませんでした。ここからはもうステージⅣなんだと自覚して、できる限りのことをしたいと、いろいろな情報を集めていきました。それでセカンドオピニオンのために東京に出たんです。

杉浦　セカンドオピニオンのことを話したとき、主治医はどんな反応でしたか？

善本　がんを見つけてくれた主治医にはとても感謝していて、今でも大好きなんです。それで、主治医には「先生に助けてもらった命です。私はできる限り生き続けたいし、生きて先生に恩返しをしたいからセカンドオピニオンにいってきます」と言いました。すると、とても快く送り出してくれました。治療してくれる医師の心を動かすということも大事だと思います。恥ずかしいわけでもなく、自分の命の灯火を燃やすために、最後まで信念を持って生きるためには協力者が必要だからです。

■繰り返す再発・転移

杉浦 セカンドオピニオンを求めて東京に出て、これは推奨するということではないですけど、実際にどんな治療を受けたのか教えてください。

善本 2013年4月、東京の総合病院で内科医の岡田直美先生のセカンドオピニオンを受け、そのまま入院しました。その病院では、まず全身の抗がん剤治療で腫瘍をできる限り小さくし、その後は大阪の病院で、局所的に腫瘍を狙う動脈塞栓術という治療を受けました。これは血管内治療ともいい、血管内に抗がん剤を流し込み、ダイレクトに腫瘍自体に薬剤を当てるという治療です。それで腫瘍が小さくなったので、開胸手術ということになりました。しかし、手術後2週間ぐらいで再発してしまいました。

杉浦 心が追い付かないくらい進行が速いですね。

善本 はい。左縦隔リンパ節、左鎖骨リンパ節に再発、新たに肝臓と右腸骨リンパ節に転移していて、そこでも動脈塞栓術でアプローチすると、肝臓と右腸骨リンパ節の腫瘍が消えたんです。そして左縦隔リンパ節、左鎖骨リンパ節の腫瘍に関しては重粒子線治療で対応することになりました。

杉浦　目まぐるしいですね。重粒子線治療の前は保険診療だったんですよね？

善本　そうです。動脈塞栓術は標準治療ではないですが、保険診療です。重粒子線治療だけは先進医療の自由診療で、保険に入っていたので金銭的には助かりました。

杉浦　転移したところはもぐら叩きみたいに追いかけて治療していくんですね？

善本　岡田先生も支持している理論で、「オリゴメタスタシス」というものがあります。一般的に少数個転移している状態で、「オリゴ＝少ない」と「メタスタシス＝転移」の2つの言葉を合わせた言葉です。局所に少数転移している場合、全身にすでに転移が散らばっていると捉えるのではなく、それはあくまで限定的で、転移箇所への局所治療により予後が改善する可能性があるという考え方です。

杉浦　それで局所の転移巣が消えて、左縦隔リンパ節、左鎖骨リンパ節の腫瘍も重粒子線治療で消えたんですね。ガイドラインに沿ったものではなく、いろんな治療の組み合わせで、医師と相談しながら進めていったのですね。

善本　そうです。2013年12月に最後の重粒子線治療が終わり、そこから再発、転移はピタッと止まりました。

■コミュニケーション力

杉浦　善本さんのお話を聞いていると、運がよかった、でも運だけではなく、その運は善本さん自身が引き寄せている気がします。やっぱり善本さんの行動力とコミュニケーション能力が大きかったと思います。どんなメンタルだったのですか？

善本　まずベースに「自分を愛する」ということがあります。自分の心を守る盾として、自分の病気や治療のことをいろいろ調べました。結果、知識を得て、心も穏やかになり、そのことがコミュニケーションを助けました。私はもともとコミュニケーション能力が高いわけではなく、どんどん再発・転移して命がかかっている中、愛する自分を守るために何をすればいいか、それを必死に考える中で磨かれていったのです。

杉浦　先ほどの話にもつながっていきますが、具体的にどんなふうに？

善本　医療者も人間です。つらいことを言われても、笑顔を忘れないようにして、彼らに「あの笑顔を絶やしたくない。この子を助けたい」と思ってもらえるようにしようと思いました。なので、どこか銀座のクラブのママになったような感じです（笑）。

杉浦　すごい。自分も看護師さんには笑顔でしたが。いや、目的が違う（笑）。

善本　違わないかも（笑）。それと、私は「治してください」とは言ったことがないです。なぜかというと、「治すのは無理です」と言われたら、そこで遮断されるわけじゃないですか。なので、私は「生き抜きたいです」と言っていました。「だから先生、力を貸してください」と。それだと医師は「無理です」とは言えませんよね。杉浦さんは主治医とはどんな関係でしたか？

杉浦　ぼくはあまり主治医とのコミュニケーションがうまくいっていなくて、でもそれがぼくにはプラス材料になりました。「普通の腎臓がんとは違う」「予後はよくない」「再発する」など、ネガティブなことを言われたので、「何クソ！　絶対生きてやる」と思えました。あのとき「自分の命を大切にね」などと優しい言葉をかけてもらっていたら、そのほうがぼくにとってはマイナスだったと思います。善本さんの本にも書いてありますが、ひどいことを言われて逆によくなっている人の例はたくさんありますよね。「この病院で死なれたら困る」と言われた患者さんは逆に生きる力が芽生えたとか……。

善本　いろんなパターンがあるので全部が正解だと思うんです。医療者も私たち患者もそれぞれの性格がありますし、置かれた立場や環境によっても変わります。

杉浦　善本さんの話をここまで聞いていると、大事なのは「自分がどうしたいのか。自分がどう生きたいのか」ということだと思います。医療者ではなく、善本さんが落ち込んだとき、支えになった存在はありますか。

善本　ブログで知り合った仲間の存在は大きかったです。それと、私あまり同級生に好かれてなかったんですよ（笑）。中学時代、高校時代はイキがっていて、人間関係がうまくいかなかったです。でも、がんになって初めて周りの人の温かさに気づきました。学生時代の同級生、先輩たち、ママ友など、いろいろなところで助けられ、人間ってこんなに温かいんだと。本当に心の拠りどころになりました。

杉浦　では、善本さん自身も、がんになる前と後で変わったのですか？

善本　私もいい人間になったと思います（笑）。

■言葉かけとイメージ力

杉浦　治療中、食事などの生活習慣には気を付けていましたか？

善本　がん治療を必死に耐え、我慢していたので、それ以外は心が壊れないように、怠けることも治療という気持ちで無理はしないようにしていました。病院を抜け出して遊びにいったり、夜更かししたり、パチンコしたり、少々体調が悪くても休日はショッピングやドライブをしたり、やりたいことは我慢しないという、自由気ままな生活をしていました。治療目的での単身の上京だったこともあり、自炊をする体力も気力もなかったので、ジャンクフード、レトルト食品、コンビニの惣菜などで食事を済ませることも多かったです。私、肺の手術をするまでタバコも吸っていたんです。肺の手術をする何時間か前にも、「最後の1本!」と言って吸いにいって、看護師さんたちも「どうぞ!」という雰囲気になっていました。本当によい患者じゃなかったんですよ。好きなことをしたり、食べたいもの食べたり、罪悪感がなくできれば私はいいことだと思います。

杉浦　ある大病院の先生は、「手に負えない問題患者さんのほうが予後もよい傾向にある」と言われていました。ただ、決して真似はしないほうがいいですね。病院の治療ではなく、代替療法のようなものは何か実践されていましたか?　手当のようなものでもいいです。

善本　サプリとして水素水や酵素ドリンクを摂りました。それ以外は何も特別なものはなく、手当と言われれば、病院の中で孤独なときに、自分で自分をずっと抱きしめていました。少しスピリチュアル的ですが、誰にも抱きしめられなくても、自分を抱きしめながら「私は私を大好きだよ。私は私を愛しているよ。愛しているんだからね」と声をかけていました。そうすると、自然に体が温かくなって、心も温かくなりました。

杉浦　すばらしい。涙が出そうになりますね。

善本　毎日寝る前は、自分の心に手を当てて、「今日一日生かされたことにありがとう」、そして「明日目が覚めたことにありがとう」と言って寝ていました。私は「先入れ感謝」と勝手に呼んでいるんですけど、これから起こる出来事に先に感謝するということをしていました。そしたら感謝したくなる出来事がやってくるのかなと。

杉浦　「先入れ感謝」、よい言葉ですね。抗がん剤に対してはどんなイメージをされていましたか？

善本　抗がん剤治療のときは、「一滴落ちた」「体に染み込んだ」「がんがあるところにがんばって進んでいく」というイメージトレーニングをしていました。ただがん細胞も自分の細胞なので、「あっちいけ！」と排除するだけではなく、「あなたね。どうしてここに来たの？　もう帰っていいからね」と話しかけていたので、涙が出ることもありました。あとは我慢しないようにしていたので、泣きたいだけ泣いていましたね。

杉浦　自分を抱きしめたり、言葉をかけたり、イメージしたりするのは、いつでもどこでも、お金もかけずに、一人でできますよね。

善本　そうなんです！　そんなにお金をかける必要はないんです。

杉浦　治療中のことはわかりました。今、食事や生活について気を付けていることはありますか？

善本　まず発酵玄米を食べています。外に出たときは甘い物や白米も食べるんですけど、基本的に家では摂らないです。料理も本みりん、お酒、醤油で味付けするというシンプルなものです。なるべく旬の季節のものを選び、産地なども確認して購入します。小麦粉の代用として大豆粉、片栗粉の代用としてオオバコを使用し、だしはペプチド製法のものを使用しています。

私が標準治療以外で取り組んだ養生法、セルフケアを列記します。

1. 深呼吸（息を吸うことより吐くこと重視。「私は生きている」と感じながら）
2. セルフハグ（自分の手で自分を抱きしめ、自分の感情を受け止める）

3. 言霊（「私は私を愛している」と自分自身に伝える）
4. 先入れ感謝（出来事が起きる前に感謝する）
5. 我慢しない（自分を甘やかす。とにかく自分を一番に可愛がる）
6. 水素水、酵素ドリンク
7. アロマテラピー
（1～5は2023年現在も続けています）

【療養時の1日の平均的スケジュール】

特になし。目が覚めたら起き、お腹が空いたら食べ、やりたいことをやり、眠くなったら寝る。

■現在の体調と活動

杉浦　最後の治療から10年経ち、今は何か治療を継続していますか。

善本　治療としては何もしていません。

杉浦　現在の体調はいかがですか？

善本　左右開胸の後遺症で肋骨の神経が麻痺、骨盤内のリンパ郭清の後遺症で足の痺れと怠《だる》さ、左鎖骨リンパ節への重粒子線治療により左腕の痺れと首のつっぱり感が残っています。

杉浦　とてもパワフルでお元気そうに見えますが、それだけ治療を受けていれば後遺症は残りますよね。そんな中、今はどのような活動をされていますか？

善本　自分ががん患者になり、その孤独と不安は患者同士のつながりにより大きく軽減しました。その経験から、共有、共感を目的として患者会を立ち上げて活動をしてきました。しかし近年、ＳＮＳの普及により患者会も形を変えていくべきだと思い、ＮＰＯ法人スマイルステーションを立ち上げ、プラットフォーム型のＮＰＯとして生まれ変わりました。がん患者という人生を生きていく中で、いかに情報を得て、いかに判断し、いかに行動するか。そんな自ら生き抜く力、患者力（知識力、判断力、コミュニケーション能力）を身に付けてもらえるようオンラインサロンを運営しています。

■本当の奇跡とは？

杉浦　お母さんに言ってもらってうれしかった言葉などありますか。

善本　母は何も言わなかったです。ただ、治療が始まった当初、私は母に「なんでこんながんになるような体に生んだのか」とひどいことを言ってしまいました。当たりどころがなかったんです。私のつらい気持ちを受け止めてくれたことに感謝しています。

杉浦　ありがたいですね。娘さんからはありますか？

善本　最初の再発がわかって私が泣き崩れたとき、娘は私を抱きしめ背中をさすりながら、「ママは死なないから。ママは大丈夫だからね」と言ってくれました。娘はずっと本当に私はがんでは死なないと思っていたようで、その後何があっても娘は同じ言葉をかけてくれました。「ママは大丈夫だから」という言葉は今でも心に残っています。

杉浦　それは心強かったですね。お母さんや娘さんの存在があったからこそ、善本さんは安心して「自分を愛する」ことができたと思いますし、その後のがん患者さんをサポートする活動にもつながっていますよね。

善本　本当にそう思います。

杉浦　善本さんの生き方としては、最初は「娘さんのために生きよう」があって、そこから「自分のために生きよう」に変わったところが、すごく大きかったですよね。「自分を愛する」をベースに、勉強して知識を得たり、命と向き合って人間力を高めたりしながら、善本さんは「5回再発・転移。生存率0％」を生き抜いてこられたように思います。

善本　私のがん治療はドラクエなどのゲームのように、再発するたびにいろんな武器を手に入れ、その都度レベルアップしていったという感じです。その根底には「愛している自分を幸せにしたい」という信念がありました。強い信念と明るい笑顔、この一瞬一瞬の幸せを感じられる心が奇跡を起こしていくと感じています。

杉浦　治療の話から、メンタル、スピリチュアルの話まで盛りだくさんで参考になる方も多いのではないかと思います。ありがとうございました。

【善本考香プロフィール】

1971年生まれ。山口県出身、東京都在住。2011年、子宮頸がん手術。5度の再発・転移をし、2013年12月の重粒子治療を最後に寛解。現在、NPO法人スマイルステーション代表理事としてがん患者をサポートしている。

余命数週間からの完全回復の軌跡

髙原和也《たかはらかずや》（成人T細胞白血病を克服）

31歳で悪性度の高い「成人T細胞白血病」を発症。骨髄移植後、再発、再々発、骨転移し、余命は「早ければ2～3週間かもしれない」との宣告を受ける。そこから、ある人にかけられた言葉でスイッチが入り、V字回復、現在発症より16年経過。その回復のカギとなったこととは？

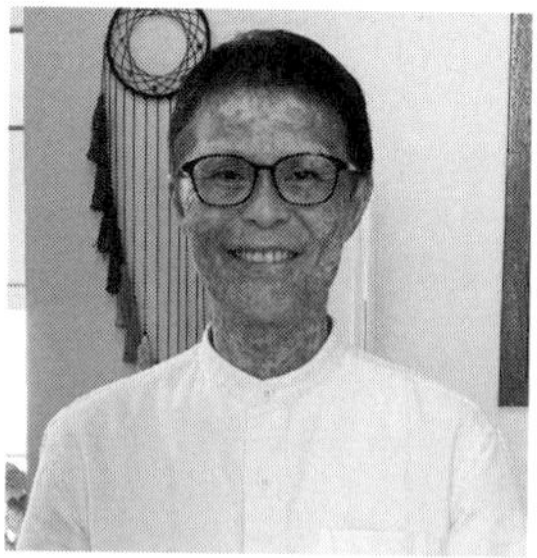

■大学生でキャリアと判明

1999年5月12日（当時22歳）、大学の授業の合間に時間を持て余していた私は、特にあてもなく、構内を散歩していました。そのとき、献血バスが停まっているのがふと目に止まり、「ちょっとした健康診断にもなるし、人生初の献血をしてみよう！」と軽い気持ちで献血することにしました。

献血から2か月ほど経ったある日、日本赤十字社から1通の封筒がポストに届いていました。血液検査の結果は良好でしたが、それとは別に「HTLV－1（ヒトT細胞白血病ウイルス）とは？」というパンフレットも同封されていました。私はこのウイルスのキャリアだったのです。

その資料から、「HTLV－1という母乳感染するウイルスが原因で、成人T細胞白血病（ATL）を発症することがある。九州沖縄の方にそのウイルスのキャリアが多い」ということを初めて知りました。

一通り内容を把握し、母や兄弟にも関わることでしたが、家族に余計なショックを与える必要はないと思い、自分の中にしまっておくことにしました。通知書には「あなたの血液は輸血には利用できませんが、このウイルスを保有していても、ほとんどの方が生涯を通じ健康を害することはありません」と書かれていたからです。

しかし、それから約10年後に白血病を発症。初めて家族にそのことを伝えました。その後、移植の適合を確認するための検査で、家族の誰もキャリアではないことが判明。私がウイルス感染したのは、出生時の病院での「もらい乳」によるものだろうと推測されました。生まれてくる前に自分で選んだ運命としか言いようがない気がしています。

■白血病発症

大学を卒業した私は、安定した公務員という仕事に就職。結婚し、26歳で双子の娘が産まれ、27歳でマイホームを購入。仕事に対しても大きな不満はなく、周りの先輩にも恵まれ、世間一般にいう順風満帆の生活を送っているものだと思っていました。

2006年4月（30歳）には石垣島への転勤が決まり、家族4人で引っ越すことになり、私は石垣島の県立病院に勤務することになりました。石垣島は沖縄本島以上に自然豊かで居心地がよく、仕事は多少忙しくもありましたが、休日は同僚と野球やテニスをしたり、家族でピクニック、釣り、潮干狩り、クワガタ採りなどをしたり、石垣島ならではの生活を楽しんでいました。

そんな石垣島での生活にも慣れ、1年が経とうとしていた2007年2月末ごろから体調のすぐれない日が続くようになりました。朝、元気に仕事に出かけ、夕方になると微熱が出て体がだるくなるという日々。最初は風邪かなという程度だったのですが、風邪薬を飲んでも変わらず、翌朝起きると布団までびっしょり濡れるほどの寝汗をかくという日が多くなっていきました。

そんな状態が1か月ほど続くと、今度は首のリンパ節が腫れてきました。さすがにこれは何かおかしいとネットで情報収集してみると、悪性リンパ腫や白血病の症状にピッタリと当てはまっていて、しだいに不安が募っていきました。もしかしたら「成人T細胞白血病（ATL）」かもしれないことも脳裏をよぎりました。

まずは、自分が勤務していた病院で受診。そこではATLと同じような症状の「亜急性壊死性リンパ節炎」（自然治癒する病気）の可能性が高いとのことで、1か月間経過観察することになりました。とてもホッとしたのを覚えています。

その後、小さくなっていくはずのリンパの腫れは日増しに大きくなり、初診から2週間ほど経った4月上旬には、首回りが1・5倍ほど太くなり、食後には腹痛も出始めていました。やっぱりこれはおかしいと、次回検診予定日を待たず、再度受診してエコー検査などを受けました。

その結果、腹部にも腫瘍らしきものがあるということで、大至急、沖縄本島の総合病院で検査を受けるよう紹介状を持たされました。幼稚園の入園式を終えたばかりの娘たちを石垣島に残し、私は一人飛行機に乗り、沖縄本島の病院へ検査を受けにいきました。

本島の病院ではＣＴなどの細かな検査を受け、付き添ってくれた両親を待合室に残し、その日のうちに私一人で検査結果を聞くことになったのです。

「悪性リンパ腫か白血病（ＡＴＬ）の可能性が高い。いずれにしてもかなり進行した状態であり、早急に抗がん剤治療をする必要がある」

医師から淡々と伝えられました。結果を聞いている間はまだ実感がなく、感情が動くこともなく、まったく涙は出ませんでした。しかし、診察室を出て両親の待つ待合室へ向かう途中、「ぼくは死んでしまうかもしれない」「まだ幼い娘たちの成長を見られなくなるかもしれない」「娘たちにはぼくが味わったことのない悲しみを味わわせてしまうんだ」と思うと涙が止まらなくなり、両親の目の前をそのまま通り過ぎていきました。私はトイレに入り、声を殺して一人で泣きました。

その後過酷な治療が待っていましたが、病気を発症してから私が泣いたのは、このときだけだったように思います。

■骨髄移植

確定した診断名は成人T細胞白血病（ATL）。「抗がん剤治療をしても、生存期間中央値は1年以内である。治療としては最大強度の骨髄移植をしても完治することはなく、5年生存率もかなり低く、標準的治療方法も確立されていない。延命治療でしかない」という説明を受けました。

主治医に「先生が治療した患者さんの中に、移植をして元気になった方はいますか？」と聞いても、「数年は元気に過ごすことができた患者さんがいるというのを聞いたことがある」との回答。「治る」という言葉は、最後まで主治医の口から聞くことはできませんでした。

すぐに抗がん剤治療開始。治る見込みのない病気になった自分が悔しくて、誰にも会いたくなくて、母親に対しては病気の原因を押しつけていました。無菌室で弱っているときでさえ布団をかぶり、会話を拒絶し、顔を見せようともしませんでした。

病気の中にいる間は「被害者意識」全開。「もらい乳」に感染させられたのか。そうだとしてもわずかな確率で発症したということ。そんな治る見込みのない病気にさせられた自分を哀れに思っていました。

抗がん剤治療により寛解に至りますが、当初の治療方針どおり、延命のための骨髄移植の適合者を探すことになります。骨髄移植が延命治療という、なんとも高いハードル。家族間で移植の適合者は見つからず、骨髄バンクでドナー探しをしてもらうことになりました。

発症から6か月ほどたったころ、ようやく移植に同意してくれたドナーさんが見つかりました。待ちに待った移植日は2007年12月5日に決定。このときようやく「延命できる」とホッとしたのを覚えています。それでも短めの「延命」で、しかも骨髄移植が原因で死亡する可能性もあるという説明も受けました。

最初の抗がん剤治療の終了から一時は寛解していたものの、骨髄移植までの6か月の間には再発していて、部分寛解での移植となり、ベストの状態ではありませんでした。しかし、移植の前処置で自分の造血幹細胞（免疫力）をゼロにするために、大量（一般的な量の約10倍）の抗がん剤治療を行うので、それで再発したがん細胞も叩けるので大丈夫でしょうとのこと。

治療が始まると、がん細胞だけでなく、全身の細胞を叩きまくられ、副作用の嘔吐が激しく、無菌室ではずっとトイレに抱きついていました。

いよいよ骨髄移植当日。同じ日、関東の病院でドナーさんが私のために造血幹細胞を採取してくれていました。ドナーさんは関東在住の私より少し年下のO型の男性ということです（特定できない仕組みになっています）。朝早く主治医が沖縄から飛行機に乗り、造血幹細胞を受け取るために関東の病院へと向かってくれました。夕方、主治医とともに到着した造血幹細胞は、新しい血液を造り出すため、ゆっくり、ゆっくりと数時間かけて、私の体に入ってくれました。見ず知らずの私のために時間を使ってくれて、痛い思いもしてくれたドナーさんには感謝の気持ちでいっぱいでした。

無事移植が終わっても、今度は新しい造血幹細胞が体に生着し、血液を造り出してくれるかという大きな山が待っていました。2週間ほど経過したころ、骨髄移植前の大量抗がん剤治療でゼロになっていた白血球の数値も徐々に上がり始め、生着が確認され、血液型がAからOに変わりました。免疫力は生まれたての赤ちゃんに戻ったのです。

■骨髄移植しても、再発

移植後は帯状疱疹を発症しましたが、順調に体力は回復していきました。しかしその間も、再発という不安、恐怖はずっと持ち続けていました。「今はどうにか元気だけど、近いうちに再発するのだろう」と。

元気になった喜びよりも、不安や怖れを抱える日々を過ごしていて、過去の情報や世の中の常識とされている情報しか知らなかった私は、自分の病気は再発するものだと思い込んでいました。そして、骨髄移植から1年も経たず、常識どおり、予定どおり、思いどおりに再発しました。

再発は右脇一箇所だけでしたので、放射線治療でとりあえず寛解状態に。そのときは休職から約2年が経とうとしていました。治っていなくても仕事をクビになる前に職場復帰し、いずれ死ぬのは間違いないなら、私は少しでも長く家族を養おうと焦っていました。

結局、体力も戻らない中、再発時から約4か月後には職場復帰。「自分は病気にさせられ、もうすぐ死んでしまう病人だ」という被害者意識のままです。自分の体を大切にすることも、自分の想いに向き合うこともなく、人生における大切なこととの優先順位は何も変わっていませんでした。

■ついに余命宣告

職場復帰から3か月ほど経った、ある月曜日の朝、休日に動き過ぎたのかなという程度の痛みを右膝の横あたりに感じました。なかなか痛みは治まらず、日に日に足を引きずるようになっていきました。

そして、予定されていた整形外科での定期の受診日（2009年6月）、その初対面の整形外科医はあっさりと私に言いました。

「病的骨折です。再発でしょうね。そのうち神経までやられて歩けなくなるでしょう。内科で診てもらってくださいね」

思いやりも、気づかいも感じられない、再々発の告知でした。

結局、骨転移での再々発という形で再び休職することになりましたが、正直、今後はもう職場復帰することはないだろうと思いました。

最初は右足腓骨が少し痛む程度でしたが、だんだんと痛みが強くなり、家の中でもキャスター付きの椅子でゆっくりとしか移動できなくなりました。首の骨も痛み始め、頭を動かすのもゆっくりと手で支えながら動かすという状態に。当初は通院時もゆっくり歩けていたのですが、1本杖から2本杖、最後は車椅子での通院となっていました。

入院し、ある受診日でのこと。

「病院でできる治療としては、もう効果は期待できない。やるとしても抗がん剤治療しか残されていませんが、いずれにしても悪化していきます。もう家に帰ることはできないでしょう」

当然、絶望もショックもありましたが、病気発症当時からどんな治療をしても「治ることはない」「そのうち死ぬ」という情報しかなかったので、このときは開き直った部分もあったように思います。

もう家に帰れないと言われましたが、いい意味で主治医の予想を裏切り、なかなか悪化せず、なぜか悪いながらも状態が安定し、退院することになりました。退院できることはうれしかったのですが、退院説明時に家族を呼ぶように言われ、ついにドラマや映画などで観たことのある「余命宣告」を受けることになりました。

「早ければ2〜3週間かもしれない。会いたい人に今のうちに会いにいってきてください」

こんな絶望的な宣告を受けながらも、家族はまだまだあきらめず、「高額な治療でも受けたい治療があれば受けていいんだよ。家を売ってもいいから」「大丈夫！　大丈夫！」と私に希望を与え続けてくれました。おかげで、精神的な安定を得られていたのだと思います。

　実際に、父は定年退職後に新車で購入した趣味の大型バイク（ハーレー）を内緒で売却し、治療費を捻出してくれていました。大量のサプリメントを摂取し、高額な高濃度ビタミンC点滴療法、(※1)プラセンタ療法、(※2)自宅に導入したラジウム鉱石の温熱岩盤ドームなど、金銭的なことを気にすることなく、受けたいだけ受けさせてもらいました。その民間療法の極め付きが、最も高額だった保険適用外の免疫療法（約300万円―ANK免疫細胞療法）。自分のNK細胞（ナチュラルキラー細胞）を採取、培養、活性化させて自分の体に戻すという治療で、免疫療法の中ではわりと新しい治療だったと思います。

　主治医にその治療を受けることを伝えたところ、「それよりは旅行にでもいったほうがいいんじゃないですか」と言われてしまいました。それでも免疫療法を受けた後、手で触れられる体の表面近くにあった数か所の腫瘍が小さくなっていきました。

■娘にも病気が現れて

高額な免疫療法も効果はあったものの根治には至らず、新たな腫瘍が出現し、ついに万策尽きたという状況になってしまいました。体に痛みもありましたが、入院することなく、死を待ちながら毎日を家の中で過ごしていました。

そんなある日、家族が近所の方との立ち話で私の話になり、「なかなか治療がうまくいかない」といった内容を伝えたところ、沖縄ではわりと身近な存在のユタ（霊能者）のような方、Tさんを紹介してもらいました。

2010年4月29日、Tさんと初対面のときに、自分は悪性度の高い白血病であること、余命宣告も受けていることなど、これまでの治療の経緯などを話しました。

そんな話をすれば、見るからに、あきらかに、もうすぐ死にそうな私に対して、当然返ってくる言葉としては「これまでがんばったね」「大変だったね」などの慰めの言葉しか私の常識にはありませんでした。

生まれてすぐ他人の母乳を飲まされ、おそらくそのことでウイルスに感染して白血病を発症した被害者としか言いようがない私に、骨髄移植というとてもつらい治療を受けて体がボロボロになっても治らなかったとてもかわいそうな私に、Tさんはなんとこう言ったのです！

「死にたかったら、死んだらいいさ～」

衝撃的でした。しかも娘たちの前で言われました。

（なんてことを言うのだろう、この人は！　死にたかったら？　ん？　自分で死のうとしているのか？）

（そうなのか……そうなのかもしれない。自分で創り出した現実なのかもしれない）

なぜかすぐに気づいたのです。さらに娘たちにこんな恥ずかしい生き様は見せられないと思いました。

「もう『被害者』を演じ続けるのはやめよう」

そして、身に付けていたお守りも、パワーストーンも、薬も全部サヨナラして、神頼みもやめました。遺書も捨てました。

「あっ、もう大丈夫だ」となんとなく思えたのです。

このTさんとの出会いがあったおかげで、初めて心と体の深いつながりについて学び始めました。それから自分自身と向き合い、自分の当たり前や常識を見直す日々を過ごし、自分の中にある、いろいろな「〜すべき」を見直してみました。私は、男として、夫として、父親として、一家の大黒柱としての「すべきこと」を勝手に背負い過ぎ、職場や世間に認められるためにがんばってきました。そのことで自分でも気づかない怒りやストレスを溜め込んでいたことに気づいたのです。

ある日、当時小学校2年生だった双子の娘に対して、一緒にお風呂に入りながら「パパはもうすぐ死んでしまうからね」ということを伝えたことがありました。病気で治療中であることを隠す必要はないと思いますが、自分が死んでしまうという不安や怖れまで、まだ純粋で素直な娘たちに感じさせてしまっていました。

しばらくして、二女の胸が張っていることに家族が気づいて、小児科を受診することになりました。最初、小児科では「思春期早発症」（思春期が早く始まってしまう症状）という診断でしたが、血液検査の結果、大学病院の婦人科で検査を受けることになりました。

詳しい検査の結果、卵巣腫瘍があり手術する必要があるとのことで、2週間後に再度受診することになりました。

パパっ子の娘は素直に私の想いを受け取って、私と同化してしまっていたのだと思いました。心と体のつながり、想いの力、言葉の持つ力などを学び始めていた私は、二女に対して「パパはもう大丈夫だからね。パパと同じになる必要はないからね。ごめんね」と伝え続けました。

それですぐに治るとは思っていませんでしたが、なんと２週間後の受診日までの間に症状は収まり、再検査した結果、娘の卵巣腫瘍はきれいになくなり、血液データも正常値になり手術する必要がなくなってしまいました。

医師には「こんなこと（短期間で腫瘍が消えること）もあるのですね。勉強になりました」と言われました。

この現象から、想いが現実化することが腑に落ち、想いの力でがんをつくることも癒すこともできると確信しました。

次女は大人になってから、当時を振り返ってこう話してくれました。

「病気があると言われたとき私の願いが叶ってうれしかったんだよ。お父さんの病気が私に移ってよかったって。私に分けてもらったんだって」

■腫瘍が変化していく

私の心は大きく変わり、死の恐怖、そして「死なないために生きている」という状態から抜け出すことができました。しかし、私の体の数か所に腫瘍があり、特に右腕に5㎝以上の大きく盛り上がった腫瘍がありました。

体と心をリセットするのに断食がいいという情報を耳にし、2010年11月11日、奈良県にある断食道場で本断食（水のみ摂取可）を経験してみることにしました。断食で病気を治そうということではなく、なんとなく経験してみたいという軽い気持ちでした。

断食が始まると、静かな環境で約2週間、ほとんど誰とも話さず、テレビを観ることもありません。私はただ、病気を受け入れ、つらい治療にも文句も言わずに耐え、人生のパートナーとして付き合ってくれている体たちに「ありがとう」と感謝の思いを伝え続けました。

断食開始前から風邪の症状があり、鼻水と痰は断食合宿が始まってもずっと出続けました。驚くことに、その量に比例して、なんと右腕にあった大きな腫瘍がみるみるしぼんでいったのです。右腕と鼻はつながっているのかというくらいでした。「体ってすごい！」と感動しました。

約2週間の断食合宿を終えると、生検した傷跡は少し残っていましたが、右腕に大きく盛り上がった腫瘍がなくなってしまいました。そして、スッキリとした右腕を大きく振って沖縄へと帰ったのです。

この目に見えた変化があったおかげで、「がんは治るもの、治せるものだ」と、大きな意識の変換が私の中に起きました。

断食出発前の沖縄ですでに風邪症状は始まっていましたし、断食で腫瘍が消えたということではなく、断食はあくまでも自然退縮を加速させてくれたものだと考えています。ちなみに、経口抗がん剤は断食の10か月前、ステロイドも含め他の薬は7か月前から使っていませんでした。

2011年1月14日、断食から帰ってきて初めての受診日。余命宣告をした主治医は私の右腕をまじまじと見つめています。

「……無くなっていますね」（主治医）

「はい。もう大丈夫です。病院でできることはないと思うので、私はここに来る必要はないですよね」（私）

「そうですね。でも、何かあればまた来てください」（主治医）

私は晴れて病院を卒業することになりました。

ただ一つ反省する点があります。それは主治医に対し、「骨髄移植もやらなければよかった」という発言をしてしまったことです。抗がん剤治療も、骨髄移植も、ＱＯＬ（クオリティ・オブ・ライフ（生活の質））を高めてくれた放射線治療も今はすべて必要なことだったと思っているのですが、そのときは「なぜ医師なのに病気を治す方法を教えてくれなかったのか。こんなにも体を痛めつける必要も、つらい思いをする必要もなかったのではないか」という怒りがあったのです。治療を受けることもすべて私が選んだことなのに。

なぜ私は骨髄移植などさまざまな治療を受けたにもかかわらず、再発しがん細胞が全身に転移して末期の状態になったのか？　そして、なぜ余命が早ければ2週間という状態から自然治癒したのか？

がんが現れ続けている間は、病院での治療、高額な免疫療法、民間療法など自分の外側にある何かで「治してほしい」「どうにかしてほしい」と必死にすがりつき、病気の原因を体の欠陥（私の場合は白血病の原因とされるＨＴＬＶ－１ウイルス）や環境など、自分の外側にある何かのせいにしていました。

内側に原因があり、こたえがあるということを理解せず、内側を整えることをせず、病気発症から余命宣告を受けて死を待つ状態まで、「被害者」という立場で可哀想な自分で居続けていたのです（内側というのは、内側から湧き起こってくる「感情」のことを指しています）。

その被害者意識を手放し、目の前に起こった現実の責任を取り始めたということが治癒した一番の理由なのではないかと思っています。自分で責任を取るとは、内側から湧き起こってくるネガティブな「感情」を自分のものとして認め、それを消化していくということです。私の場合、それが断食の時期と重なったのだと思います。

【療養時の1日の平均的スケジュール】

・7時―起床。朝食前、にんじんジュース（キャベツ、りんご入り）を飲む。サプリメント摂取（アミノ酸、レシチンなど）
・7時半―朝食 卵、野菜中心。主食は白米か雑穀米。娘たちを幼稚園に送り出す
・9時半―妻に温熱治療器（コテのような物）で全身を温めてもらう（約45分）。その後、温熱岩盤ドームに30分入る
・12時―昼食 卵、野菜中心。主食は白米か雑穀米
・13時―サプリメント摂取（アミノ酸、レシチンなど）
・14時―温熱岩盤ドームに30分入る
・17時―娘たちと散歩（約30分）
・18時―温熱岩盤ドームに30分入る
・19時―夕食 卵、野菜中心。主食は白米か雑穀米。その後はテレビや映画を観る
・20時―サプリメント摂取（アミノ酸、レシチンなど）
・22時―就寝

（余命宣告後はこれらを決まり事として行うことをやめて、海や山へ出かけるなど自分が楽しいと感じることをするようになった）

■がんサバイバーホノルルマラソン

病気発症から4年経った２０１１年5月、体も心も元気になり、職場復帰することができました。復帰後は、私の経験したことを伝えることで、がんなどの病気と向き合っている方の希望となればとブログを書き続けていました。

どう伝えればうまく届くのかという想いがずっとある中で、２０１７年4月ころ、ネットでがんサバイバーがホノルルマラソンにチャレンジしているという、チームメッセンジャーの存在を知りました。そして、チームリーダーで『メッセンジャー』編集長の杉浦貴之さんのブログも読み、とても共感し、骨髄移植から10年、職場復帰から6年、私は２０１７年12月にあるホノルルマラソンにチャレンジすることを決意しました。

病気が治ったとはいえ、フルマラソンなんて走れるものじゃないと思っていました。そのこと自体、過去の病気を言い訳に自分自身を制限し続け、病気の自分を持ち続けている思考です。その想いも手放す時期なのだなと感じたのです。そして、ホノルルマラソンを走ることで、余命宣告を受けても元気になれることを自分自身が体験し、そのことを伝えたいと思いました。

ホノルルマラソンに向けて走り始めた日、かつて右足腓骨に腫瘍ができ病的骨折したにもかかわらず、またこうして走ることができている自分の脚が愛おしくて、「ありがとう」と伝え、泣きそうになりながら走りました。徐々に走る距離も伸びて、細くなっていた脚にも少しずつ筋肉が付き始め、12月の本番が近づくにつれ、ワクワクドキドキも増していきました。

ホノルルマラソンは制限時間がなく、「完走はできる」という根拠のない自信も持ち始めていました。何よりも、チームメッセンジャーの仲間と一緒に走れるということが心強く、初海外旅行の私でもほとんど不安はありませんでした。

いよいよホノルルマラソン当日、早朝5時、まだ真っ暗闇の中、スタートしました。盛り上がる会場の雰囲気を味わい、楽しみながら走り出し、体も軽く感じられ、調子よく走っていました。

次第に明るくなり始め、約10㎞地点のダイヤモンドヘッドが見えてきたときに「よくここまでがんばってきたね」と、こみ上げてくるものがありました。途中、チームメッセンジャーの仲間とすれ違うときには、励まし合いながら力をもらっていました。

最後の約10㎞はだんだんと疲れも出てきて、歩いたり、走ったりしながらでしたが、同じペースで走っていた仲間を見つけて、また力が湧き出てきて、5時間55分というタイムでゴールすることができました。

自分が予想していた以上に心地よく走れて、「ここまで元気になったんだな」ということを実感できました。同時に「一人ではここまでは来られなかった」と、たくさんの支えてくれた方のことを思い、感謝の気持ちが湧き上がってきました。

■本当に私がやりたかったこと

2011年1月、腫瘍が消失し退院するとき、主治医に伝えた「骨髄移植もやらなければよかった」という言葉。病院でできることを精いっぱいやってくれたにもかかわらず、私はそんな言葉を主治医に投げつけてしまい、心にずっと引っ掛かりがありました。
２０１９年4月末、主治医を訪ね、その言葉のお詫びと訂正をし、ようやく「ありがとうございました」という感謝の言葉を伝えることができました。

がんサバイバーホノルルマラソンに参加したとき（２０１７年）は、病気治癒から数年が経過していて、県庁職員にも復帰して、経済的には安定しているときでした。しかし同時に、過去の病気を言い訳に、自分に制限をかけ続け、人生を妥協して、惰性で生き始めていたのも事実です。
そんなとき、まさにがん治療中という状況の中、自分自身と向き合いながらホノルルマラソンにチャレンジする仲間の姿を見て、「自分らしく生きること」を考えさせられました。それが生き方のリミットを外すきっかけになり、私が本当にやりたいことへの一歩を踏み出す勇気となったのです。

ホノルルマラソンから1年3か月後の２０１９年3月、私は43歳で前職の沖縄県庁を退職し、同年10月、沖縄県うるま市に「Ａｗａｋｅｎｉｎｇ Ｓｕｐｐｏｒｔ サロン なごみや」をオープンしました。これまでの体験を活かし、病気や不調を抱える方の健康をサポートするため、現在はセラピストとして活動しています。

私自身のがん末期になるまで、そして、自然治癒に至るまでの体験から、自分の内側（感情）を整えることがとても大切だと実感しています。自分にとって不都合な出来事から逃げることもありですが、その出来事の中から湧き出てくる感情を無視すると、逃げた次の場所で、また同じような感情を味わうための出来事が起こるのではないでしょうか。何も特別なことをしなくてもいいですし、今いる場所で、日々起こる出来事や出会いの中から湧き出てくる想いや感情を見続けることが大切なのではないかと思っています。それが自分を大切にすることであり、癒すことにつながります。サロンではそのことを特にお伝えし、整体とともに、感情やストレスを解放するセッションなどを活用して、より自分らしく自分自身の力で元気になっていただくためのサポートをしています。

■私が病気になった意味

自分が病気を治してきた道のりにおいて、「これをしたから治った」という方法を特定することはできません。また、私が受けたどの治療も、「絶対」「必ず」という治療方法ではなく、他人に勧めることはできません。人それぞれに自分自身と向き合うのに適した治療方法があって、手術、抗がん剤治療、放射線治療などの現代医療で治る人、食事療法、温熱療法、サプリメントなどを使って治る人、またそれらを組み合わせ独自の方法で治る人などさまざまです。

万人に効く絶対的な方法はなく、すべての治療や療法は、あくまで私たちをサポートしてくれるものなのではないかと感じています。

なぜ病気をしたのか、その理由は見つけにくいもので、わからないものなのかもしれません。私自身もこれが原因で病気になったということを特定することはできません。悪いことをしたから、悪人だから病気になったわけでもないですし、善人になれば病気が治るわけでもないような気がします。また、生活習慣が悪かったとか、タバコを吸っていたからとか、お酒を飲みすぎたからとか、その理由のもっともっと前に原因はあって、なぜタバコを吸いたかったのか、なぜお酒を飲みすぎたのか、そこに意識を向けてみたほうがいいのではないかと思います。

ただ、病気になったからこそ味わえた感情がたくさんありました。喜びもいい、怒りもいい、悲しみもいい。もしかすると、ただ自分を見つめるため、感情を味わうために病気になったのかもしれません。これからも、私が生きている間は目の前に起こる出来事の中で、喜びや怒り、安心や不安などいろいろな感情を味わっていくと思います。

私の経験から感じていることですが、自分にとって困難で、問題だと思う出来事でさえ自分にとっては必要なことで、それを乗り越えるための方法はどこか遠くに探しにいかなくても、こたえは一番近くの自分自身の中にあるということです。病気の治し方も、不都合な問題や困難な出来事を乗り越える方法も、すべてにおいてです。

これからもこうして私が生きて、いろいろな経験をして、健康を通じて真実を伝えることが何よりの恩返しになるのではないかと思っています。「骨髄移植後、再発、再々発しても、医学的には厳しい状態からでも治癒することができる」という事実、そしてそれらの経験がなければ伝えられなかったことを私なりの方法で伝え続けていきます。

※１　高濃度のビタミンＣの点滴を行うと、血液中で大量の過酸化水素が発生する。正常な細胞にはこの過酸化水素を中和するカタラーゼという酵素があるので、ダメージを受けないが、がん細胞はこのカタラーゼがないため、過酸化水素を中和できずに死滅するという原理を利用した療法。

※2　プラセンタエキス、ヒトの胎盤から抽出したエキスを治療などに使う療法のこと。日本では主に「プラセンタ注射」のことを指し、プラセンタ注射剤を皮下や筋肉内に注射する。プラセンタは体の細胞を活性化し、免疫力を強化。また慢性的な炎症を抑え、血液の流れをよくするとも言われている。

【高原和也プロフィール】

1975年生まれ。沖縄県出身、在住。2006年、31歳で悪性度の高い「成人T細胞白血病」を発症。骨髄移植後、再発、再々発、骨転移し、2009年に余命は「早ければ2〜3週間かもしれない」との宣告を受ける。その状況から回復し、現在、沖縄県内にサロンをオープン。セラピストとして、病気や不調を抱える方の健康をサポートしている。

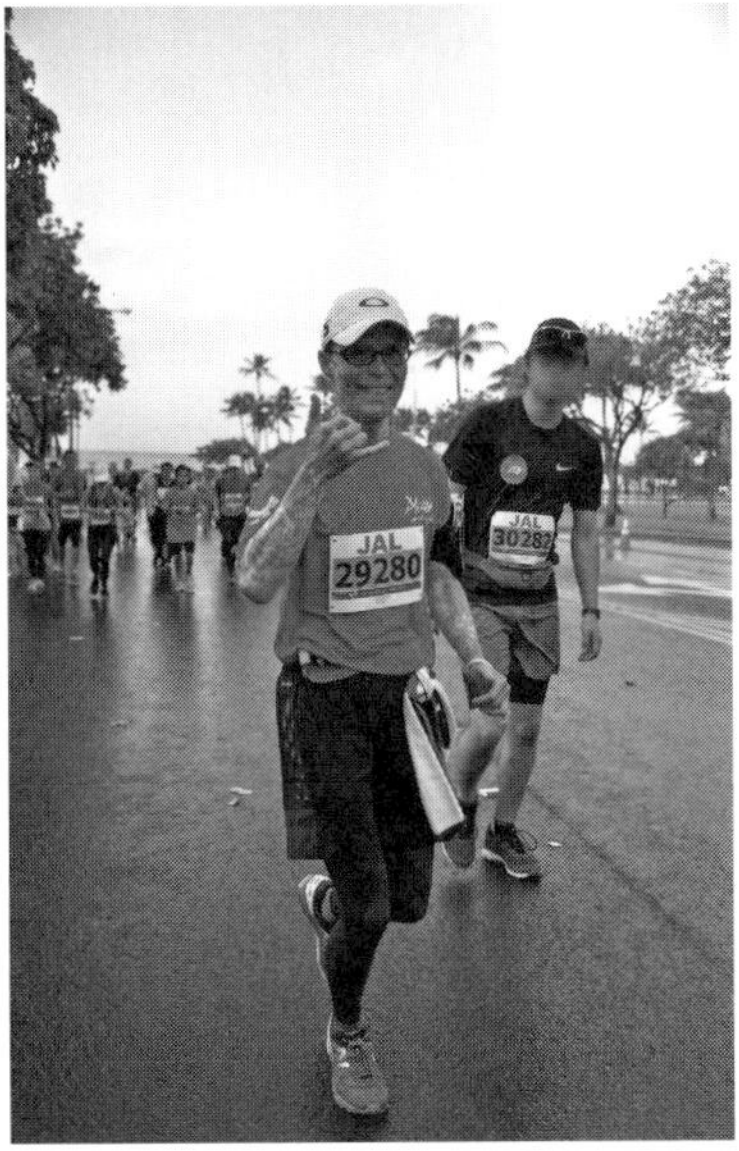

2017年、ホノルルマラソンを走る。

余命3か月、命の主導権を取り戻して

櫻《さくら》井《い》英《ひで》代《よ》（原発不明がんステージⅣを克服）

2013年、51歳のときに原発不明がん発覚。その後再発を繰り返し、2015年4月、余命は「早ければ3か月」との診断。そこから、自ら覚悟を決めて治療に臨み、自助努力に励み、笑いヨガと出合い、仲間との出会いに恵まれ、「がんになってよかった」とまで言えるようになった櫻井英代さんのここまでの道のり。

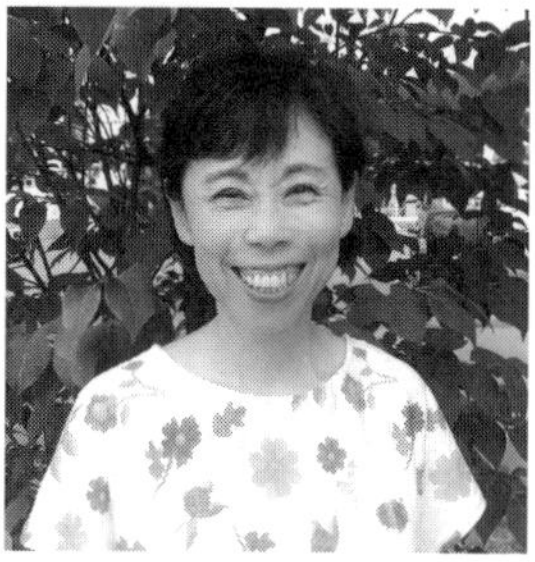

■馬車馬のような毎日で

「私のお腹に何があるの?」「何がどうなっているの?」

頭の中は混乱してぐるぐる回っていました。

画像には15㎝の何かが写っていました。しかし医師は「それが一体何なのか、どこの病院を紹介していいかもわからない」と。

2013年9月、トイレが近くなったと感じていました。夜、横になると膀胱に圧迫感を覚え、何度もトイレにいくものの尿は出ません。疲れが溜まっているのかな？　そう思って札幌市の泌尿器科を受診した結果、思いも寄らない現実を突きつけられたのです。

私は若いころから重度の子宮内膜症を患っていました。そのため2011年1月、子宮、卵巣すべてを摘出する手術を受けました。「これでがんの心配もなくなってよかったね」と医師に言われ、女性としての喪失感を、がんにならない安心感に変えることにして過ごしていました。

しかし、何もないはずの場所に何かがあるという……。

手術を受けた婦人科にいってもやはり判明しません。そしてなぜか「がん専門」の病院を紹介され、さまざまな検査を受けました。結果、「とにかくよいものではないので、明日にでも入院して、詳しい検査後、手術で取り出しましょう」ということになりました。

実は後で知ったのですが、腫瘍マーカーの「卵巣がん」を表す数値が異常に高かったそうです。そのため「がん」を疑い、がん専門病院に回されたのでした。考えても考えても、見えない不安でいっぱいになりました。

札幌の病院を受診したのが2013年9月。仕事で10月、11月と大きなイベントが控えていて、私は「すぐには入院できない。検査は外来でしてほしい」と伝えました。「とんでもない、1日も早く！」と言う医師に対し、私は自分の意見を押し通しました。仕事第一人間だったのです。

仕事は公務員保育士。病気が発覚した当時は、職場の異動で保育現場から離れ、区役所の保健センターで子育て支援を担当していました。子育て中の親子の相談の対応をしたり、子育て講座を企画したり、自ら講座の講師をしたり、子育て支援者の育成やイベントの企画など、仕事は経験したことのないものばかり。覚えなくてはいけないことも山盛りでした。保育現場では毎日楽しくて心の底から出ていた笑顔が、いつしか営業スマイルに変わっていました。

何事も完璧にこなしたい私は、毎朝始業時より1時間以上早く出勤し、帰りも定時で帰ることはありません。それでいて家事も手抜きをするのが嫌で、毎朝4時に起きて食事の支度、お弁当づくり……。

「たくさんの子どもたちのためにやらねば！　私ががんばらねば！　期待されているのだからもっとやらねば……」

そんな馬車馬のような毎日を過ごしていたとき、体に違和感を覚えたのです。

■手術、そして腸閉塞

11月8日、手術。取り出された腫瘍は生体検査に出され、1週間後、家族と結果を聞きました。結果はまぎれもなく……「がん」。

「なぜ？」「どうして私ががん？」怒りにも似た感情がこみ上げてきました。

子宮、卵巣、腸、膀胱にも原発細胞が発見できず、最終的には「原発不明がん」との診断。全国的には何例か症例があるものの、その病院では初めての症例として、腫瘍は「永久検体」として保存するとのことでした。

そして、手術のときに採取した腹水に顕微鏡レベルのがん細胞がたくさんあり、全身に回っている状態とのこと。これが今後どこでどのように姿を現すかわからないと言われました。

私はそれでも、楽観的でした。それは肝臓がんを克服した親戚の存在が大きいです。彼は低い5年生存率の数字を提示され、手術、抗がん剤を受けながらも、「病院の治療以外にも何か方法があるはず」とインターネットの情報も少ないときに自分の足で調べていました。そこでハスミワクチン(※1)を知り、生活習慣を変えて寛解まで至っていたのです。

腫瘍を取っても腹水にがん細胞があるわけですから、医師は当然、抗がん剤治療を勧めましたが、私は断りました。効く確率は20%と医師に言われ、「そんな抗がん剤は必要ない。私もハスミワクチンを打ったら大丈夫」、そう安易に考えたのです。でも本音は、「早く仕事に戻りたい！」だったのかもしれません。なんといっても私は馬車馬、仕事第一人間だったのですから。

これですぐに退院できると思っていたのに、その後なんと腸閉塞を起こしてしまいました。体力を戻そうと無理してたくさん食べたからです。

治療は「絶食」と「歩く」ことだけ。しかし1か月も空腹に耐え、たくさん歩いたのに腸が動いてくれません。隣のベッドの女性も同じ腸閉塞で、どうして腸が動かないのだろうと二人で嘆いていました。こんなにがんばっているのに……。

食事がカレーのときなどは部屋中に匂いが漂《ただよ》い、空腹の私たちにはたまりません！　二人でデイルームに逃げ出してよく話をしていました。そんなある日、彼女がこう言ったのです。

「もしかしたら笑うといいのかもしれない！」

「あら、私、笑いヨガ知ってる！」

そう、仕事で子育て支援者向けに笑いヨガの講演会を主催した経験があったのです。

その日から食事時間になると病室を抜け出して、二人でＹｏｕＴｕｂｅを見て笑うことにしました。そうしたらなんと二人とも腸が動き始めたのです！　これには驚きました。

そのおかげか二人とも食事が摂れるようになり、退院するとき、「今度は笑いヨガクラブで笑おうね」と約束しました。


ある日、インターネットで笑いヨガの講座を見つけると、講師はがん経験者で、その流れでネットサーフィンして出会ったのが『ガンの辞典』の小澤康敏さん、(※2)そこから『メッセンジャー』編集長の杉浦貴之さんに出会うのです。笑いヨガから調べていったら、がんを克服された方がたくさんいることがわかり、とてつもなく大きな勇気をもらいました。

■仕事復帰、そして笑いヨガ

2014年1月、私は仕事に戻り食事こそ気を付けましたが、がんであることを無視し、自分の体を労わりもせず毎日遅くまで働きました。馬車馬、仕事第一人間の復活です。「そうだあの約束!」と思い出し、5月末に札幌の笑いヨガクラブに足を運びました。

笑いヨガは、1995年にインド人医師Dr.マダン・カタリアが考案した、笑う体操とヨガの呼吸法を取り入れたものです。笑うことでたくさんの酸素を体に取り込むことができます。また、おかしくて笑っても、おかしくなくて笑っても、体は勘違いしてオキシトシンやセロトニンが分泌され、NK細胞(※3)などの免疫細胞が活性化されると言われています。

そして初めて参加した私に、いきなり「来週、笑いヨガリーダー養成講座があるよ!受けてみない?」とのお誘いがあったのです。次の受診で入院を宣告される予感のあった私は迷いましたが、痛み止めを飲みながらリーダー養成講座に参加しました。

この養成講座では笑いの精神性も学びました。笑いヨガはお互いを評価し合うことなく、心と心のレベルで人々をつなぐもの。否定的な感情を解放し、「愛する」「大切にする」「与える」「思いやり」「助け合い」の気持ちを相互に導き出すメソッドです。自分も周りの人をも幸せにする、笑いヨガにはそんな愛があふれていたのです。

■カラスと一緒に笑いヨガ

手術から半年後の春ごろから、体調が少しおかしいと感じました。お腹の痛み、変な咳……。

病院で検査を受けると、予想どおり、がん性腹膜炎、胸膜炎を発症しての再発と言われました。胸水で肺が圧迫されて咳が出ていたのです。仕事復帰から半年後の2014年6月25日、入院、抗がん剤治療の開始です。

あれだけ拒否していた抗がん剤でしたが、医師に「抗がん剤しか治療法がない」と言われ、「よし！　これで治してやろうじゃないか」と逆に火がつきました。

笑いヨガに出合っていた私は、毎朝4時の看護師さんの巡回後に病院を抜け出し、歩い

て10分くらいの河川敷で笑いヨガをしました。昇る朝日を眺めながら、または

YouTubeや仲間から送られてきた動画を見ながら……。

抗がん剤を打った翌日はさすがに河川敷までいけず、病院の駐車場が精いっぱいで、笑うのも声を出すのもつらかったです。それでも、動画で仲間の笑い顔を見るとなぜか笑えたんです。だから気持ちは上向きでした。再発の場合は5年生存率20％と言われましたが、私がその20％に入ると思えたのは、笑いヨガと仲間のおかげで楽天的な思考になっていたからです。

河川敷では、いつもカラスの親子が3羽いました。子育て中の時期だったので刺激してはいけないと思い、初めは見て見ぬふりをしていました。

しかし1か月もするとカラスはそばに寄ってくるようになりました。そこで毎日空を見上げて深呼吸をし、吐く息で「ハッハッハッハー」と大きな笑い声を出すと、なんとカラスが一緒に「カ、カ、カー」と笑い出したんです。本当です！　きっと真似してくれたのでしょう。いや、私の笑いがカラスに伝染したのです。「ひとりじゃない」をますます実感しました（カラスでしたけど！）。私の体の中に笑いのエネルギーが満ちていくのを感

じました。

そして抗がん剤治療が見事効いてくれました。

■仕事復帰、そして再々発、余命宣告

２０１４年９月、腫瘍マーカーが正常値になると私は仕事に戻り、自分を労わらない生活を再び繰り返します。懲りない私は、重いものを持ってはいけないと言われているのに率先して持ち歩き、走り回り、睡眠を削り……。

朝は６時半に家を出て仕事に向かいます。ところが夕方５時くらいになると熱が出始め、家に着くころは38度を超えていました。毎日です。でも翌朝には下がるので、また仕事にいきました。馬車馬、仕事第一人間極まる！

私は勘違いをしていたのでしょう。

「私は期待されている。体調が悪いからと他の職員に負担をかけられない。だから無理をしてでも私がやらねば！」

しかしとうとう体は悲鳴を上げ、2015年4月16日、定期検診で「このまますぐ入院して輸血したほうがいい」と言われてしまいました。

外来でついに宣告を受けます。

「再々発です。もう年内はもたない。早ければ3か月」

頭が真っ白になりました。しかし同時に、「これでやっと仕事を辞められる」、そんな体の声も聞こえてきました。

私はすぐに仕事を辞める決意をし、病院の帰りに職場に直行。さすがに余命宣告のことは言えませんでしたが、退職の意思を伝えました。上司は「あなたから仕事を取ったら何を目標に治すの? この席は残しておくから、ここに戻ることを目標にがんばりなさい」と言ってくれました。私の性格を理解してくれている温かい励ましは、本当にありがたかったです。

帰宅して、家族にも余命3か月とはやはり言えず、「年内もたないかもしれないと言われた。前回も抗がん剤が効いたんだから、今回も抗がん剤を打てば大丈夫!」と伝えました。当時23歳の娘は泣いていましたが、それを見て私は泣きませんでした。

「私まで泣いてしまってはすべてが終わってしまう。しっかりしなきゃ! 大丈夫! 大丈夫!」

自分自身に言い聞かせるように、何度も何度も心の中で唱えました。

そのときの私は、血液の炎症値がものすごく高く、極度の貧血で、血圧は上が70台でした。腹膜播種、腹膜炎を起こし、腹水も胸水も溜まり、腸閉塞までも起こしていました。

医師からはこう言われました。

「体力も残っておらず、とても治療をできる状態ではありません。ホスピスに移り、残りの時間を自分らしく過ごせるよう考えたほうがいいと思います」

そこまで私は無理をしてしまっていたのか、なんて「がん」を軽く考えていたのか、なんて命を粗末にしていたのか、後悔してもしきれない思いでいっぱいになりました。

私は「死」を覚悟しました。帰宅が許されると、「お葬式用」の箱をつくり、遺影にするための写真、お金、手続きなど書いたものを詰めていきました。残された家族に迷惑をかけないよう断捨離もしました。もう職場には戻らないと決めたので、仕事関係のものはすべて捨て、洋服も捨ててしまいました……。

余命宣告を受けた後、「最後にみんなと笑いたい！」と2015年5月、笑いヨガのイベント「ワールドラフターデイ」に参加。娘に車椅子を押してもらって大通公園にいくと、そこにはたくさんの仲間がいて、一緒に笑ってくれました。

みんなで手をつないで輪になり、花がつぼむように「エーー」と言って真ん中に集まり、「アハハハハーー」と花が咲くように広がっていく「蓮の花ラフター」。車椅子の私はいつの間にかその花の真ん中にいて、皆からの笑いのシャワーを浴びていました。白衣を着て医師のコスプレした仲間からは、何でも笑って治す「注射ラフター」の注射をしてもらいました。「この注射、本当に効くといいな〜」、笑いながらそんなことを考えていました。

笑いヨガの仲間はたくさんの「大丈夫！」の言葉をかけてくれました。それは慰めやかわいそうの「大丈夫？」ではなく、笑いヨガらしく「絶対元気になるよ！　信じているよ！」というポジティブな「大丈夫！」でした。「これで思い残すことはない」と思う反面、仲間のおかげで「冗談じゃない！　私ががんで死ぬわけがない！」という気持ちも湧いてきました。

「私はもっとこの仲間と一緒に過ごしたい。だって、みんながこんなに信じてくれているのだから。娘の花嫁姿も見たい。私には仕事以外にもまだまだやりたいことがあったはず！」


そんな思いが巡っていくうち、強い思いがこみ上げてきました。

「私はもっと生きたいんだ！」

「死ぬ準備はできた。でもあきらめてはいられないんだ！　今まで馬車馬のようにがん
ばってきたんだから、そのがんばりを『がん』に向けたら生きられるかもしれない」

自分で治そうと決意しました。

「必ず元気になって、出会ってくれたみんなに感謝を伝えに会いにいこう！」

また、入院中、職場の部長からこんなメールが送られてきました。

「がんや鬱の人に『がんばれ』というもんじゃないと言われているけど、俺はお前だから
信じて、あえて言う。がんばれ！」

今でもそのメールは大切に保存してあります。信じてもらえることがどれほど「力」に
なったことでしょう。

■自分の力で治す

2015年のGW明けに再度入院したとき、前に打った抗がん剤（シスプラチン＋カンプト）が効くはずだからと、私は医師に抗がん剤治療をお願いしました。医師は「こんなきつい抗がん剤を打つなんてとんでもない。すぐに死んでしまう」と言いました。それでも私はお願いしました。がんは治らなくてもいい、せめて苦しい発熱から解放されたい、それを第一の目標にしました。

医師は強く抗がん剤治療に反対しました。

「私なら受けない。副作用に苦しむより残された時間のほうを大切にする」

それでも私はお願いしました。周りがどう思っても私の人生なのだから私が決めていいはずです。

「私は私です！　私はどうしても生きたいの！」

その思いをぶつけると、医師はとうとう根負け。

「治験薬を含め3種類の抗がん剤がある。治験薬は体の負担も大きいけど、ジェムザールとタキソールのどちらかなら量を通常の3倍に薄め、3週に分けて打つことができるかもしれない」

私は脱毛のないジェムザールを選択しました。しかしアレルギー反応が出て即中止。

「やっぱり無理では？」

そう言われても、どこまでもあきらめませんでした。

「もう一つの抗がん剤があるでしょう。それをお願いします」

腹水、腸閉塞も私を苦しめています。

「腸閉塞のために絶食します。そのための栄養補給の点滴は腹水を増やしてしまいます。点滴はしますか？　腹水を抜く処置はしますか？」

「点滴はいりません。腹水は自分で治すので大丈夫です」

私は毅然と答えました。

アルブミンが１・９で、もうたんぱく質は取り込めない体だと医師に言われ、絶食で10kg以上痩せ、骨と皮のガリガリになりました。鏡で自分の姿を見ると、こんなになってしまったのかと情けなくて直視することができませんでした。

抗がん剤の副作用はかなりひどく、アレルギーで全身蕁麻疹《じんましん》。抗ヒスタミン剤を飲むと、その副作用で心臓が口から飛び出してきそうな違和感。寝返りを打つだけで心臓がバクバク。ベッドから起き上がれず、粘膜がただれ、目が開けられません。トイレもナースを頼り、車椅子です。医師は「ほらね」といった顔。

２０１５年５月20日から開始していた抗がん剤治療に加え、輸血も行い、同時に腹水を取るための生姜湿布[※4]や里芋湿布[※5]、周波数によって波動を調整する波動療法やハスミワクチンなどの免疫療法も受けました。夏でも湯たんぽでお腹を温め、靴下２枚履きで足を温めました。腸閉塞であまり食べられなかったので、がんによいと言われるびわ茶や梅醤番茶、母のつくってくれた野菜スープを飲み、腸の動きがよくなるように乳酸菌を摂取し、たんぱく質を摂ろうとプロテインも少しずつ飲みました。どれも元気になるイメージを持って楽しみながら実践しました。

自分で選んだ治療、養生法で私は少しずつ元気を取り戻していきました。
「自分で治す。いや、がんは治らなくていい。自分らしく動けて生活できれば！」
その一心でした。

抗がん剤2クールを終えたころから熱も出なくなり、腫瘍マーカー、炎症値が下がり始め、血液の状態もよくなり輸血も必要なくなりました。2015年9月1日、3クールで私は抗がん剤治療を止める決断をしました。医師は抗がん剤が効いていると捉え、6クール受けることを勧めましたが、私は自分の感覚に従いました。

しかしまだ腹水も腹膜播種もCTには写っていて、腸閉塞も繰り返していました。

希望を伝えるイベントを北海道で？

抗がん剤を止めて2か月後の2015年10月末、まだ頭はスキンヘッド、足もしびれてフラフラしているとき、小樽市で『メッセンジャー』の杉浦さんのトーク&ライブがあり、初めて生の杉浦さんに会いにいきました。

本やブログ、CDで勇気をもらった杉浦さんが目の前にいます。ライブが始まったときにはもう涙があふれていました。彼の歩んできたプロセスや想いを聴き、歌を聴き、「やっぱり私だって大丈夫かもしれない！」と思えました。

翌日は旭川市で開催された『ガンの辞典』の小澤さんのセミナーに参加。がんを治す鍵は、自分にとって〝最良の生存〟をすることだと学びました。〝最良の生存〟とは、命の主導権を自分に取り戻し、自分らしく生きることです。

2016年3月、私は名古屋にいっていました。杉浦さん、小澤さん、食道がんを克服された織田英嗣さん、3人の『生還者に学ぶ本音のガンの治し方』というセミナーの席にいたのです。3人のお話を聞いて、私のやってきたことを認めてもらった気がしました。「どの治療を受けるのか、どこまで続けるのか、どのタイミングで止めるのか」を自分で決めてよかったんだと。また、がんを治すためには、自分の正解を見つけ、決断した自分を信じること、自分の中の力を発揮させることだと納得しました。

治療法のことを議論するのではなく、このセミナーのように、自分の生きる力、気づきをシェアできる場が北海道にもほしいと強く感じました。

懇親会の席では、スタッフの方から「『がん治っちゃったよ!全員集合!』を北海道でやったら?」と声をかけてもらいました。「がん治っちゃったよ!全員集合!」とは、2013年より杉浦さんを中心に企画されている、がん経験者が集まって想いを伝える希望あふれるイベント。すでに頭の中に構想はありましたが、「まだまだ無理!」と一歩踏み出せなかった私の心を読み取られてしまったようでした。そしてその場で「私が北海道でやります！」と勢いに乗って宣言してしまったのです。

「生きる目標ができた！　北海道に希望を伝えるんだ！　札幌で仲間と一緒に『全員集合！』をやろう！」

■ついに腹水が消えた！

２０１５年９月に抗がん剤を３クールで打ち切り、医師からは「半年後には状況が再び悪くなるだろう」と言われていました。しかし２０１６年３月のＣＴでは悪くなるどころか、腹水はまだ残っているものの、腹膜播種はきれいになってきていると言われました。

そして迎えた娘の卒業式。余命宣告を受けたときに服を断捨離しすぎて着るスーツがありません！「生きてるし！　着るものないって騒ぐし、卒業式出てるし！　なんだったのよ！」と娘に何度も何度も言われました（笑）。

その後も体には無理をかけないように気を配ります。食事も腸の調子が悪いと思ったら食べず、特に夜は消化のよいものを少量食べるようにしたら、体重も少しずつ増えていきました。

体を冷やさないように腹巻をして、カイロを持ち歩き、腸の動きをよくするためにとにかく歩く、階段を上がる。少しずつ、休むことなく階段を上がれるようになり、かつては足がもつれて転び、青あざだらけだったのに転ばなくなり、元気になる自分にますますワクワクしました。

生姜湿布、里芋湿布などさまざまな自助療法も継続して取り組み、2016年10月、CT検査の結果、ついに腹水がなくなったと伝えられました。

「ヤッター！　元気になることが目標だったけど、もしかして治っちゃう?」

さらにたくさんの方との出会いをいただき、笑いヨガ仲間の応援もあって、2017年5月21日、念願の「がん治っちゃったよ！全員集合！in北海道」を開催することができました。東京や静岡などの遠方の方、札幌以外の北海道各地から4時間もかけて来てくださった方など、270人もの方々に参加していただきました。

私まで登壇させていただき、自分で決めた治療に取り組んだ体験、がんになってたくさんの仲間と巡り会い、たくさんの愛と祈りを送ってもらったこと、そしてその愛を素直に受け取れる自分に変わることができたことをお話しさせていただきました。余命宣告を乗り越えて元気になった私をたくさんの人に見てもらうことができました。

参加者の一人から「『治っちゃったよ！なんてふざけたことを』と思いながら妹に連れられしぶしぶ参加した。死ぬ覚悟はできていたが、この講演会に参加して生き抜く覚悟ができた」と感想をいただきました。こうして夢がどんどん叶っていきました。

■どんな自分も認めてあげる

私は母のお腹の中にいるとき、育ちが悪く、母体のためにも堕ろしたほうがいいと、母は何度も主治医に言われていたそうです。でも「親として我が子を死なせるわけにはいかない」と、周りの反対を押し切って母は私を産みました。

仮死状態で産まれ、「おそらく1か月持つか？」と言われていましたが、母は毎日のように病院に通い、2か月を過ぎてようやく落ち着きました。その後も予防接種を受ければ1か月の高熱、小児喘息もあり、小学生になることは無理かもしれないと言われたそうです。

そんな大切な命、生かされた命なのに、その後の私は自分の命を粗末にしてきました。

小学1年生の夏休み、父が交通事故に遭い、それから3年間入院生活を送ることになり、私も病院に寝泊まりし、病院から一人でバスに乗って学校に通いました。私は4つ下の弟の面倒を見るお姉さんになりました。姉だから我慢するのは当然で、母のために、父のために、人のために自分を犠牲にすることが当たり前のように育ったのです。だから、大人になって仕事に就いても、結婚して子どもを産んでも、自分を犠牲にして生きることが美しいと思って生きてきました。

そんな私に「がん」という体からのメッセージ。初めはそれを受け取れず、仕事に明け暮れ、家族のためにと睡眠時間を削っていました。しかし、再発を繰り返し、余命宣告を受けたとき、初めて自分を犠牲にしてきたことに気づき後悔したのです。余命宣告を受け、「死」を覚悟したことが私の変わるきっかけとなりました。

ときどき、つい馬車馬になってがんばってしまう私、人のためにと身を削ってまでも心を尽くす私もいます。でも今はそんな自分も否定せず認めてあげよう、そんな自分も大好きでいい、愛してあげようと思っています。自分の一番の味方は自分なのですから。さんざん粗末にしてきた私の命も、向き合い方を変えたらまた輝き始めてくれました。

■リンパ節転移？

余命宣告から2年目の春（2017年4月）にリンパ節転移の疑いと診断されました。確かに触ると右鼠径部にコリコリとしたものが当たりました。

「どうして今なの？」「どうしてまたこうなるの？」がっかりしました。怒りもこみ上げてきました。でも、このときは自分の感情に正直に、怒りも悲しみもすべて叫んで吐き出しました。

笑いヨガには「マイナスを笑ってプラスに変える」というスピリットがありますが、もう一つ大切な考え方があります。

「笑えないときは無理に笑わなくていい。マイナスの感情を笑って誤魔化す必要はない。怒り悲しい気持ちでいる自分の味方でいてあげる。その上で少し笑ってみる。そうしたら気持ちが少し軽くなるかもしれない。怒り、悲しみの感情を味わっていい。大切なのはその感情にいつまでも浸っていないこと」

私は自分の感情を吐き出しました。

「どうして？　なんで！」と叫んだ後は、うそでも「スッキリした」と言ってみました。

それを毎日繰り返すうちに、また体のことを棚に上げて走り回っている馬車馬の自分に気づきました。「そうか、この気づきが今の私に必要だったんだ！」と。

リンパ節転移疑いがあり、主治医からは抗がん剤治療を勧められましたが、「ちゃんと体の声を聴いている？　気持ちに無理はない？」と、もう一度自分との会話をやり直そうと思い断りました。

そして、数種のアロマオイルをリンパ節に塗り込み、それを蒸気としても吸引、びわエキスを含ませたガーゼをリンパ節に当てて、その上からのお灸、ひまし油湿布などの養生法を実践。

それから1年が経過し、リンパ節の転移疑いは1／3の大きさに縮小していました。

「そうか、やっぱり体は私にメッセージをくれているのね」

自分の体がまた愛おしくなりました。

■リンパ節切除手術

2021年8月、娘が結婚式を挙げました。2015年に余命3か月と言われたときは、この日が来ることを夢描いていました。その夢が叶い、「生きていてよかった！」と幸せを味わっていたとき、再び鼠径部のリンパの腫れを見つけたのです。

「まさか！　再発？　また大きくなっている？」

まずは深呼吸して、「体は私に何を伝えようとしているの？」と問いかけながら鼠径部を触りました。

「結婚式に向けて走り回ったから疲れが出ているのかな。でもがんだったらどうしよう？」

そう自問自答しながら2017年に実践していた養生法を復活させました。

9月に病院の定期検診にいき、医師からは手術を勧められ、治療方針について話し合った結果、今回は手術を決意しました。

10月末、手術でリンパ節を摘出。切除したリンパ節を病理検査に出し、がんの転移と確定し、抗がん剤治療を勧められました。そして「あと1年半」とまたまた余命宣告を受けてしまったのです。「また話のネタができた！」、まずそう思いました。産まれたばかりのときを含めれば3度目の余命宣告です。私はこれまでの経験で自分の力で治す自信がありました。

でも、ある日深呼吸すると「どうしてまたこんなことになったんだろう。私はまた何をやらかしたんだろう」とマイナスの感情もあふれてきました。その夜、偶然にも笑いヨガ仲間から「ひでねぇの声が聞きたくなった！」と電話があり、そこで思いっきり泣かせてもらいました。

今回はマイナスの感情を吐き出すツールとして「ジブリッシュ」が役に立つことを体感しました。ジブリッシュはでたらめ言葉、口からでまかせに、言葉ではない「音」を出していきます。言葉を使わないことで強制的に思考の影響から離れることができるツールで、その他にも、感情の解放、脳疲労の軽減、コミュニケーション能力の向上に効果的と言われています。

２０１７年にリンパ節転移疑いと言われたときは、言葉で怒りや悲しみを吐き出すことで気持ちを整理することができましたが、今回の手術ではジブリッシュを使ったのです。すると言葉では表現できない心の奥の想いまで吐き出せたようで、言葉を使うよりもすっきりとする感覚がありました。自分が言った言葉も、脳は自分が言われたと勘違いしてしまうと言われます。でたらめ言葉で感情を吐き出すジブリッシュを使うことで、言葉で自分を傷つけることがない安心感もありました。

リンパ節切除の手術の後、抗がん剤治療を3クール受けました。主治医には、9クールの抗がん剤治療を勧められましたが、自分の感覚でそこまでは必要ないと感じ、3クール目で一旦休薬してCTで確認してもらいました。

主治医は「CTを撮っても、大きさはそのままか、大きくなっているからがっかりするだけだよ」と、なかなか私の希望に応じてくれませんでしたが、半ば無理やり撮ってもらいました。

すると腫瘍が小さくなっていることを確認。私は「これでいける！　あとは自分の力だ！」と思い、治療を中止。それから1年、定期的に検査をしてもらっていますが、腫瘍はどんどん小さくなっていて、今は主治医からも治療を勧められることはなくなりました。

■一緒に笑い、泣ける場をつくる

今私は「smile cancer supporters 笑愛（わらいあい）」というグループを立ち上げ、「笑いヨガ」を一つのツールとして、仲間たちと治療中の方のサポートをさせてもらっています。また講師としてジブリッシュを伝えていける「ジブリッシュプロフェッショナル」の資格を2021年に取得しました。

この2つのツールとともに、私はいろいろな場所でがん体験をお伝えしています。私の体験を聞いて「元気をもらった」「希望が持てた」そう思ってもらえると、これが生かされた意味なんだと感じます。

そして、どこにいっても聞かれることが「どうして治ったと思いますか？」「何が効いたと思いますか？」ということ。きっと今治療中の方にとっては一番知りたいことだと思います。

抗がん剤もやりました。代替療法もお手当もやりました。どれも治るための助けになったと思います。しかし本当は、「生きたい」というスイッチを入れることができたこと、自分自身との向き合い方を変えることができたこと、自分で自分を大事にできるようになったことが大きかったと思います。

皆さんには「自分で治療法を決めるなんて強いね」とか「私には真似できない」とよく言われます。

強く感じるのは、治療は医師の言いなりになるのではなく、「自分が納得していなくては！」ということです。納得するためには、医師に何をどう質問したらいいか考えていく

『患者力』が大事だと思います。私もいろいろな人とつながることで経験を聞かせてもらったり、私自身の迷いを聞いてもらったりしました。そして、納得するまで医師と話し合い、治療法を自分で決めてきたのです。

でもがんになる前の私はとにかく決められない、さんざん悩んで決めて、それでも後悔する人でした。そんな私がいろいろな治療を決めることができたのは、「死」を覚悟し、誰かに走らされる人生から、自分で舵を取る人生に変えることができたからです。

一人ではなかなかできません。一緒に笑って、一緒に泣いて、不安を吐き出せる仲間が必要です。そんなつながりを持てる場をこれからもつくっていきたいと思います。

【養生法で実践したこと】

1. 起床後の深呼吸
2. 自家製野菜スープ（野菜をコトコトと煮てミキサーにかけてポタージュにする）
3. 発酵玄米（腸閉塞を経験しているので夜は食べない）
4. 寝たきりのときも動かせるところを動かす（仰向けで腿上げ、足首回しなどなど）。歩けるときは散歩、芝生の上を裸足でアーシング

5．笑いヨガ、ジブリッシュ

6．お手当として、生姜湿布、コンニャク湿布、里芋湿布、そば粉湿布（腹膜播種、腹水胸水が溜まっていたとき）。数種のアロマオイルの湿布・吸引、びわエキスを含ませたガーゼをリンパ節に当てて、その上からお灸、ひまし油湿布

※ 5とひまし油湿布は2023年現在も続けており、2、3もときどき活用。デトックスとして、ハーブティーや野草茶も活用（ヨモギ茶・スギナ茶・ドクダミ茶、マコモ茶、ホーリーバジル、ルイボスティ）。

【2015年余命宣告を受けたときの1日のスケジュール】

4時〜5時―起床。布団の中でグーっと伸びをして深呼吸。今日も目が覚めたこと、生きていることを感じて自分を抱きしめる。「体の調子はどう？」と自分の体の声を聴く。カーテンを開けて朝日を浴びて深呼吸。調子がよければ芝生の上で裸足になってアーシング。調子が悪いときはまた横になる

7時―家族と朝食。腸閉塞の経験があるので、野菜スープ、乳飲料、プリン、ヨーグルト

などを2時間おきに口に入れる。日中も寝たり起きたり。寝ながらでも動かせるところをストレッチ（仰向けで腿上げ、足首回しなど）。歩けるときは外に出て太陽の光を浴びる

12時—2時間おきに何かを口にするというサイクルだったので、昼食はなし

13時～16時—生姜湿布、里芋湿布のお手当の時間。とにかくよく寝ていた

16時—入浴。無駄に体力が奪われるといけないと思い、10分ほどサッと入る

18時—家族と夕食。夜は消化によいものだけを摂るようにし、玄米、生野菜、果物は食べなかった

20時—就寝。布団に入り、その日一日に感じた「幸せ」を5つ思い浮かべる。今日もがんばった自分を褒める

※1　蓮見喜一郎博士ががんのウィルス説に着想して開発した、ワクチンを使う免疫療法。免疫療法の理論を応用することで、制がん作用を持たせるというアプローチから開発されている。

※2　小澤康敏氏主宰。がん克服のための役立つ情報を、現場取材をもとに掲載。医療施設から治療法、体験談、最新の医療情報まであらゆる情報を網羅している。

※3　ナチュラル・キラー細胞。全身をパトロールしながら、がん細胞やウイルス感染細胞などを見つけ次第攻撃するリンパ球。

※4　自然療法の手当の一つで、熱い生姜湯で絞ったタオルを使った手当法。体の血液循環をよくし、痛みの軽減や毒素排出に有効だと言われている。

※5　里芋をすりおろし、小麦粉をまぜたものをペースト状に布に広げ、湿布をつくる。痛みの軽減や毒素排出に有効と言われ、腹水の除去にも使われる手当法。生姜湿布とセットで施すと効果的だと言われている。

【櫻井英代プロフィール】

1962年生まれ。北海道出身、在住。2013年、51歳のときに原発不明がん発覚。その後再発を繰り返し、2015年4月に、余命は「早ければ3か月」との診断。自分で決めた治療や養生法が奏功し、回復。現在、笑いヨガティーチャー・ラフターアンバサダー、ジブリッシュプロフェッショナル講師として活躍。

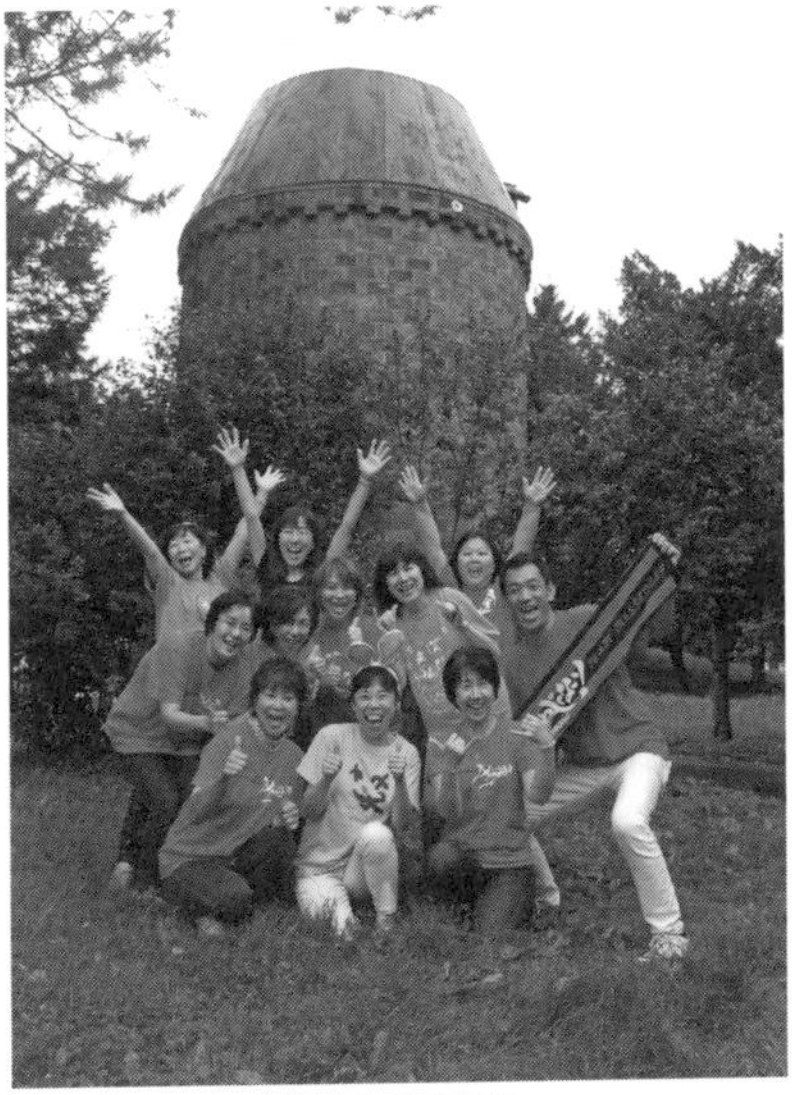

北海道の仲間たちと。

生かされた命の意味

松野三枝子《まつのみえこ》（スキルス胃がんステージⅣを克服）

松野三枝子さんは２００５年、スキルス胃がんのステージⅣの診断を受ける。６年後、東日本大震災に被災。入院していた病院にも津波が襲ってきたが、あと1秒のところで奇跡的に救出される。このことをきっかけに松野さんが復活していく軌跡。

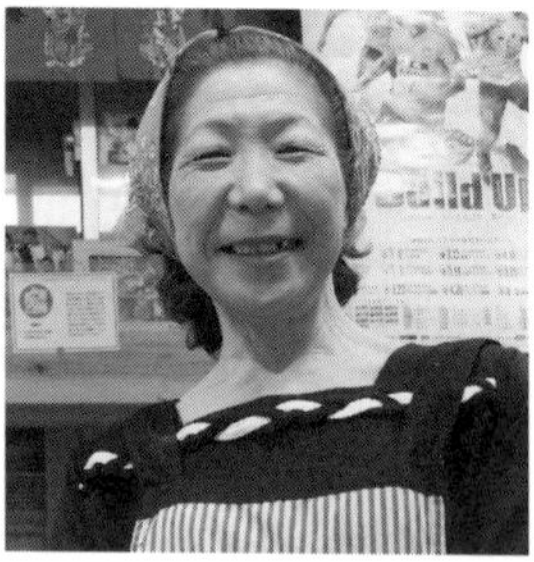

インタビュー●杉浦貴之

■突然、血を吐いて

杉浦　松野さん、こんにちは。以前ステージⅣのがんだったとはとても思えないくらいお元気ですね。

松野　はい、おかげさまでとても元気です。胃を始め、内臓はたくさん摘出しているんですけどね。

杉浦　そんなふうにはまったく見えませんね！　今日はそんな松野さんの元気の秘訣を聞いていきたいと思います。松野さんといえば、２０１１年3月11日の東日本大震災で津波に襲われるものの、奇跡的に救い出され、この日を境に回復されていきます。そのあたりのことは後で語っていただくとして、まず、どんな状況でがんが見つかったのか教えてください。

松野　ここ宮城県南三陸町を拠点に、イベントなどでテナントを出し、食事の提供や食品の販売をしていました。２００５年の53歳のときでした。仙台市のイベント会場に息子の車で向かい、会場に着いて車から降りた途端、真っ黒な血を大量に吐いて倒れたのです。そのとき意識もなくなってしまいました。

杉浦　それはあまりに急ですね。

松野　救急車で仙台の総合病院に運ばれました。3日目に意識が戻ると、息子が「お母さん、スキルス胃がんのステージⅣで、先生は『もう助かる見込みがない』って……」と言うんです。その若い医師から「ぼくの母と同じ名前だから、告知するのがすごくつらいんです。お母さん、申し訳ないけど、もう余命はないくらいです」と泣きながら告知されました。

杉浦　そんなにがんは拡がっていたのですね。ショックでしたか？

松野　いえ、ラッキーだと思いましたよ。それとほら、もうお義母さんに会わないですむんだと思って……。

杉浦　えっ？　どうしてですか？

松野　私、19歳でここ南三陸の農家の嫁に来たんです。初日、「よろしくお願いします」と三つ指をついたら、お義母さんに「おらさ、家政婦もらったからみんな見てけろ。こいつ嫁でねぇから！」と紹介されてしまって。両家の大反対の中で結婚したから、少々耐えないといけないと思いましたが、これはとんでもないところに嫁に来てしまったなと。さらにお義母さんから「嫁に金は渡さん！」と言われて、家事以外の時間に自分で働くしかなかったんです。11人家族で、毎日7人の弁当をつくって、毎日の晩酌で酒のつまみを5品つくって……。生活費は1円ももらわないで。

杉浦　それは大変ですね。

松野　お金をもらえないから自分で稼ぐしかありませんでした。朝2時に起きて、うに飯、あさり飯をつくって、自分で仙台にいってそれを売って、その現場で海鮮やきそばとはっと汁をつくって売って帰ってくる。それから田んぼの草を刈って、堆肥を散らして、ハウスに水をかけて……。嫁いだ家には、田んぼが五反、畑が五反、ハウスが五棟あって、山の畑なんて私がすべて面倒を見ていました。翌朝にイベントにいかないときは、夜に民宿の皿洗いのバイトをしていたこともあります。そんな中、私は倒れたのですが、夫はうつ病で引きこもっていて動けなかったんです。

杉浦　ご主人の助けも期待できない中、本当に寝る間もないくらい働いていたのですね。

松野　そうやって動いていたから、病気になったとき、神様が「お前はもう休んでいいんだよ」と言ってくれたようにも思えました。

杉浦　それほどまでにがんばっていたのですね。

松野　倒れるまで30年です。いつかお義母さんが認めてくれるんじゃないかなと思って、がんばってがんばって働きました。夫は男ばかりの5人兄弟で、あとの4人は全員婿養子に出ています。だから盆と正月は、10日間、その家族が泊まりにくるんです。ところがどの嫁も、お皿一つ運ばず、ご飯一つよそわず、お台所をまったく手伝ってくれません。だから私が総勢28名分の食事をいつも一人でつくって、一人で盛り付けして、一人で出すという感じでした。

杉浦　想像もできないくらいです。

松野　そして私が倒れた日がお盆前の8月7日、「今年もまたみんな来るんだ」というときでした。夫は相変わらず部屋から出てきません。この鬱憤《うっぷん》を誰にぶつければいいんだろうなと思っていました。たぶんそれが爆発したんだと思います。

■私がいなくなったら海を捜して

杉浦　どんな治療が行われましたか。

松野　まず、1か月間の輸血治療。下血もしていて、吐血と合わせて70％くらいの血液が抜けていましたので。「あれだけ血を吐いてよく生きていましたね」と、最初に言われました。輸血治療後の手術では、食道の少し上あたりから胃、脾臓、胆のう、胆管を全摘、片方の腎臓、リンパ節を一部摘出しました。

杉浦　「余命はないくらい」、という危機は脱したのですね。

松野　手術で命を落とす可能性もあって、臓器を提供する承諾書にサインもしていたのですが、なんとか生還しました。でも、医師からは「絶対に手遅れなんだ」って言われていましたね。6人部屋に移されてから、相部屋の人たちが「この中で松野さんが一番先に死ぬよね」って噂話しているのが聞こえてきたくらいです。

杉浦　それはつらいですね。がんは広範囲に拡がっていたということですが、一応手術で取り切れて退院されたのですよね？

松野　目に見えるがんは摘出できたそうですが、進行性だったので、目に見えないがん細胞が体中に散らばっていると言われました。それで、「どこで再発するかわからないから、とにかく抗がん剤治療を始めます」と。抗がん剤の点滴が始まると、もう吐いて吐いて……。真っ黒だった髪が全部一瞬で真っ白になって、やがてそれも抜け始めて、「なんでここまでして生きなくちゃいけないのか」と思うときもありました。その後、抗がん剤治療は3年半続きました。

杉浦　手術後に余命宣告はありましたか？

松野　余命は長くて2年。医者からは「あんまり長生きはできないんだから、大きな夢は見るな。ただ『明日まで生きよう』とだけ思って生きなさい」と言われました。

杉浦　「大きな夢は見るな」とはずいぶん厳しい言葉ですね。それで、抗がん剤治療中はどんな状態でしたか？

松野　手術後の1年半くらいは2本の足で立てないくらいで、体重も28kgまで落ちていました。食べるものを受け付けないので、点滴で栄養を補いながらの生活です。スプーン1杯の水を飲めるまで1か月以上かかりました。それでも、なかなか体まで入っていかなくて、すぐに嘔吐してしまうという状態でした。

杉浦　退院後は家に帰ったのですか？

松野　いいえ、鳴子の温泉療養所に1年半くらいいました。このときは目が覚めたら温泉に入って、ビスケットを少し食べて、嘔吐と下痢が始まる。それに疲れてまた寝て、起きたら温泉に入るという繰り返しでした。ダンピング症候群(※1)もひどかったのです。

杉浦　それから徐々によくなっていくのですか？

松野　しばらく嘔吐と下痢が止まらなかったです。トイレにいくときは毎回洗面器を2個持っていって、上は噴水のように嘔吐するのを受け、下は水みたいな下痢を……。それが朝昼晩と3回あって、これでも生きなくちゃいけないのかなって。本当に地獄でした。

杉浦　それはつらすぎます。

松野　洋式のトイレに寄りかかって、このまま眠り続けたいと思うことが何回もありました。夫と息子には「ずいぶんがんばっているんだけどこれ以上耐えられない。こんなに苦労してまで生きなくちゃならないなら生きなくてもいい。私がいなくなったら荒島の沖を捜して」と言っていました。

杉浦　そんな状況からどのように回復していくのですか？

松野　術後4年目くらいから嘔吐回数が減って、洗面器が1個で足りるようになって、ようやくよくなってきた実感がありました。少しずつですが、イベントの仕事ができるようになっていったのです。

杉浦　その後、病状としてはどうなっていくのですか？

松野　仙台の総合病院で6か月に1回、造影剤を入れるCT検査を受けていました。それで2011年、「がんが肺に砂嵐のように浸潤しています。もう見ないほうがいいですよね」と言われてしまいました。

杉浦　動けるようになってきていたのに、がんは進行し肺に転移していたのですね。

松野　はい。それで家から近い志津川病院（現南三陸病院）に入院しているときに東日本大震災が起きたんです。

■入院中に津波が襲う

杉浦　そのときの状況を詳しく教えてください。

松野　私が入院していた南三陸町の志津川病院は沿岸から400mしかないところにありました。そのとき体重は30kgそこそこで、黄疸も出ていました。2週間の輸血治療が終わり、3月11日、この日に点滴の針が抜けました。そして入浴中、大きな揺れに襲われたんです。病院のお風呂だから大きくて、お湯がダボンダボンと揺れて、湯船から全然上がれなくて、もうここに津波が来て終わりだろうなと思いました。3階のお風呂でしたから。

杉浦　3階でもダメなのですか？

松野　そうです。1960年、私が小学1年のとき、チリ地震津波に被災しています。背後に津波が迫る中、一人田んぼを走って逃げていました。私が転ぶと、後ろから走ってきた男の人が「お前、ここで死にたいのか！」と私の襟を掴んで起こしてくれて、一緒に走ってくれて助かったという経験があったのです。あのときは当然揺れませんでした。でも今回のこの揺れではものすごい津波が来ると思いました。

杉浦　2度目の津波ですか。

松野　半分あきらめていたんですけど、最後のガタンッとした大きな揺れで、お風呂のお湯と一緒にザバッと廊下に投げ出されました。そこに偶然、看護師さんが走ってきてくれていたんです。看護師さんに手を引っ張ってもらって、ナースセンターでバスタオル1枚を取って巻き、100m先の非常階段まで走りました。住民の方も避難してきて、そこからものすごく混雑してなかなか動けませんでした。すぐそこまで津波は迫ってきていました。防潮堤の上に真っ黒い津波がブァーッと立った瞬間、それがこうザバンッと町に入ってくるのが見えて、看護師さんに「あれが来るんだ、松野さん走れーっ！」って言われて、とにかく必死になって走りました。

杉浦　全部見えていたのですか？

松野　病院の窓から全部見えていました。なんとか3階の非常階段のところにたどり着き、3段くらい上がったとき、3階の階段の踊り場にダァーッと水が入ってきました。一緒にいた看護師さんが私のお尻を押してくれて、「松野さんとにかく上がれー」と。階段には点滴をしたご高齢の人たちや酸素ボンベを持った人たちが座っていました。そんな彼らはこちらを見つめて叫ぶのです。「飛び越して上がっていけ！　私はいいから上がっていけー！　歩ける人は上がっていけー！」と。彼らを踏み台のようにして上がっていくのが本当につらかったです。彼らは助かりませんでした。私はあと1秒のところで手を引っ張られて助かりました。

杉浦　本当に極限の状況だったのですね。歩けない人たちは「あんたは生きなさい！」と叫んだのですね。言葉になりません。

松野　看護師さんと屋上に上がったら、もう津波が完全に病院を飲み込んでしまっていました。4階のカーテンレールまで津波は来ていて、最終的には5階の会議室に250名、患者、一般の人、病院スタッフで夜を過ごしました。すごい状況でした（志津川病院107名の入院患者のうち犠牲者は72名）。

杉浦　助からなかった人を見たのですね。

松野　屋上から流されていく人を何人も見ました。若い男性が「ほら手を出せ！　なんで俺を助けないんだ！」と叫んでいましたが、怖くて何もできませんでした。「元気な人が流されて、どうして末期がんの私が助かるんだ」と泣いていると、看護師長さんから、「ここにいる人はみんな生かされたんだよ！　がんばって生きるんだよ！」と背中を叩かれました。

杉浦　それからどうなるのですか？

松野　次の日の午後、ヘリコプターが来て、患者は全員搬送してもらえることになりましたが、私はそれを断り歩いて自宅に帰りました。普段だったら30分そこそこで着くのに、このときは2時間半かかりました。瓦礫があふれ、まだご遺体がごろごろある中、道なき道をぐるぐる歩いてやっと家にたどり着いたのです。

■震災後初の検査で

杉浦　家ではどんな事態が待っているのですか？　松野さんはがん患者でもありますし。

松野　自分ががん患者だとか言っていられなくなりました。最初は、うちに避難してきた親戚、総勢28名のためにご飯をつくっていました。でも、「体育館に避難されている人たちはきっと食べるものがないはず。皆さんに温かいご飯を食べさせたい」と思い、白いご飯を炊いて届けるようになりました。とにかくそれから毎日、毎日、炊き出しです。

杉浦　病院はいかなくてよかったのですか？

松野　被災した志津川病院は機能していませんでしたし、自分の体のことよりも、今目の前で困っている人たちのために何かしたいという気持ちが強くありました。1週間目くらいから体調がさらに悪くなってきましたが、それでも炊き出しを続けました。
杉浦　なぜそこまで?
松野　転移がわかって志津川病院に入院していたとき、医師から「今度こそ終わりかな」と言われていたんです。だからもう、今ある命を最後までとことん使ってやろうと思ったのです。
杉浦　すごい決意ですね。そんな炊き出しをしているところにテレビ取材が来たのですね。
松野　そうです。4月29日、ここ南三陸町で復興市をしようということになって、「復興なら松野さんがピッタリだ。元気ならあんたが炊き出しやってけろ!」と言われて、私が担当することになりました。その復興市にNHKさんが来ていて、「津波でたくさんの被害があった南三陸町で、末期がんのお母さんが炊き出しをしています!」と紹介されて、ちょっとした話題になってしまいました。それでたまたま、以前入院していた仙台の総合病院の医師がテレビを観ていて、すぐに電話をくれたのです。
杉浦　どんな電話だったのですか?
松野　「松野さん生きていたんですね!　薬も全部流されたでしょう。こちらの病院で面倒見るから精密検査しよう」と。

杉浦　すぐに仙台の病院にいかれたのですね。

松野　はい。それで驚くことが起きたのです。２か月後にＣＴやＭＲＩなどの検査を受けると、「松野さん、普通の人になってるよ！　がんがどこにもない！」と医師が興奮していました。腫瘍マーカーは基準より少し高いくらいでしたが、黄疸もなくなり、体調もよくなっていました。

杉浦　震災が起きて数か月の間にがん細胞が消失したということですよね。

松野　そうとしか考えられないですね。

杉浦　ステージⅣのがんから復活した人を何人か『メッセンジャー』で取り上げていますが、何かの出会いや出来事をきっかけに「生き方や考え方が根底から変わった」と言われる方が多いです。松野さんにもそんなことが起きましたか？

松野　先ほど話したように、私はほんの数秒の違いで生き残ったのです。完全に生き方が変わりました。「私は生かされたのかもしれない。いつかは終わる命。前向きな気持ちとか、そんなものではない。神様が〝何かをしなさい〟と私を生かしたのかもしれない。それなら、自分のできることで誰かのお役に立ちながら生きたい」と思って炊き出しをしていました。

■みんなの帰ってくる場所を

杉浦　その炊き出しがこのレストラン「松野や」につながっていくのですね。どんなきっかけがあったのですか？

松野　２０１１年5月、仙台に炊き出しにいっているときに、流された病院のあった志津川に住んでいた、２つ年上の先輩に会ったんです。もう会うなり泣き崩れて……。彼女の家はけっこう高台にあって、地震が起きて津波が来ているさなか、おばあちゃんとテレビで見ていたそうです。自分の家はこんなに高いから津波なんか絶対に来ることはないと。でも、そうこうしているうちに、あまりにも水が上がってくる。万が一のために裏山に逃げようと玄関でおばあちゃんに靴を履かせていたら、もう玄関に水が入ってきたのだそうです。それで、おばあちゃんの手を引いて山を登り始めたのですが、結局、津波の水が押し寄せるのが早くて、おばあちゃんは胸ぐらいまで水に浸かってしまいました。先輩はおばあちゃんの手を「がんばれ」って引っ張るのですが、おばあちゃんは「もういい。私はもういいから、あんただけ逃げなさい。あんただけ生きてけろ」って、先輩がつかんでいる指を一つ一つ開いていって、先輩が見ている前でおばあちゃんは沈んでいったのだそうです。

杉浦　本当に言葉がないです。

松野　先輩は言うんです。「松野さん、私、おばあちゃんを殺してしまった。主人も逃げていたと思ったら工場で流されて亡くなってしまった。だから私一人生きていてもしょうがない。私がばあちゃん殺したんだ、私がばあちゃん殺したんだ」と。私は言いました。「違うよ。おばあちゃんはあなたに生きてほしかったんだ。殺したんじゃないよ！　おばあちゃんはあなたに託したんだ。おばあちゃんは津波に持っていかれたけど、心はあなたに残したんだよ！」と。そしたら「松野さん、私志津川きらいだからもう帰らないよ」と言われたので、「うん、いいんだよ。でもいつか、おばあちゃんの墓前に手を合わせる気持ちになったら、志津川に来ればいいさ」と言いました。

杉浦　彼女、来られたのですか？

松野　はい、1年後の慰霊祭にちゃんと来てくれて「松野さん、来たよ、来れたよ」と。彼女みたいに帰りたくなくて、すぐに帰れない人もいます。また、帰りたいけど津波で家を流されて、帰る場所がなくなってしまった人もいます。そんな人たちの帰る場所をつくりたくてここ（南三陸町）にレストランをつくろうと思いました。

杉浦　そんな想いがあったのですね。その想いはスムーズに形になっていくのですか？

松野　最初は小さなプレハブのレストランを建てるつもりだったのですが、私がそういう夢を持って動いているのを知った「南三陸木の家づくり互助会」さんがいろいろ協力してくれて、木造で建てられることになりました。あと、当時大関だった把瑠都関と尾上部屋の人たちが志津川にちゃんこ鍋の炊き出しに2度来てくれて、そのちゃんこ鍋の野菜のカットを私が全部引き受けたんです。1000人分を2回です。彼らの食事もつくりました。そしたらこの方々が「被災地でここまでもてなしてもらえるなんて考えられなかった。松野さんを応援したい。俺たちがお金を集めて送ります」と言ってくれて、実際、たくさんのご厚意をいただきました。他にもたくさんの応援をいただいて、2014年1月、農漁家レストラン「松野や」をオープンすることができました。

杉浦　松野さんの愛があって、みんなの愛が集まって形になったのですね。ここは木に囲まれてとても落ち着く雰囲気です。プレハブだったらこんな感覚にならなかったかもしれないです。

松野　そう思います。実家に帰ったみたいに落ち着く場所にしたくて、靴を脱いで上がるようになっているんです。

杉浦　値段もすごく安いですよね？　しかも、とても美味しいです。
松野　ありがとうございます。工事現場の方や仮設住宅の方も来られますし、値段に関しては本当に「ありがとう」の気持ちです。ご飯、海鮮はっと汁、お漬物、小鉢、メインのおかず、ご飯おかわり自由で600円です。

■なぜ私は元気なのか？

杉浦　食事療法など、何か西洋医学以外で取り組んだことはありますか？
松野　それはもう一切ないです。お薬の中に漢方薬が入っていたくらいですかね。よく言われる運動だって、毎日の農作業で人一倍こなしているはずです。
杉浦　そうですよね。なぜそんなに元気でいられるのだと思いますか？
松野　1日1日を大切に、精いっぱい生きていることですかね。朝目が覚めると、まず感謝から始まります。手が届くところに障子があって、それを開け太陽の光を浴びたら、「今日も生かされている」という喜びがあふれるんです。震災後は、生きていることにただ感謝、そこから1日が始まるから元気なんだと思います。

杉浦　それでも、今も倒れてしまうことがあるんですよね？

松野　胃を切除しているからダンピング症候群はときどき出ますし、倒れるまで仕事して、年に1回か2回、気を失ってしまうことがありますね。

杉浦　なぜそこまでがんばるのですか？

松野　皆さんが喜んでくれるのがうれしくてね。決して真似はしないでくださいね。これは私の生き方ですし、自分はそれでいいと思っています。「無理するな！」と言われるのはきらいです。精いっぱい生きて、「あ〜楽しかった！」と言って、イベントの最中に倒れて死ねたら最高じゃないですか。

杉浦　松野さんらしいですね。お義母さんとの関係も重要だったと思いますが、がん罹患や震災の後、どのように変わりましたか？

松野　がん発症当初は主治医からストレスを溜めないようにと言われていました。「お義母さんに何か言われても我慢しなくていい。言い返すのも一つだよ」と。最初はなかなか面と向かっては言えず、聞こえないよう捨てゼリフみたいに吐いてみたり、独り言みたいにつぶやいたりしていました。胸に閉まっておくより全然よかったですね。次第にちゃんと言葉で伝えられるようになりました。あと、お義母さんをどうにかしようと思わなくなりましたね。前はわかってほしいとか、変わってほしいと思っていましたけど、それをあきらめて執着しないようにしたら、ずいぶんと楽になりました。

杉浦　それは大きな変化ですね。

松野　「もう我慢しない」と自分に誓ったら、すごく生き方が楽になりました。

■最後に

杉浦　松野さんは震災を機に人生が激変しています。生かされた命を大切に、「今、ここ」に生きることで、いろいろなことが好転していっているように思います。「レストランをつくる」という夢を持ったこともよかったですよね。その他でよかったのは、松野さんがとっても楽天的だったことではないでしょうか。

松野　そうですよ。私、臓器をいっぱい摘出していますよね。食道、胃、胆管、胆嚢、膵臓、片方の腎臓を摘出しているので、ラッキーなことに、がんが転移するにも転移する場所がないと思っています（笑）。

杉浦　なかなかそう思えないですよ。

松野　私はいいふうに、いいふうに考えるんです。

杉浦　なるほど。そんな明るい松野さんから元気をもらいたいと会いにくる人もいるんじゃないですか？

松野　そうですね。最初は全然笑わなくて暗かった人が、ご飯を食べて、私の話を聞いて、最後は「必ずもう一度ここに来ますからお母さんも元気でいてください。私は必ず元気になります」と言って帰っていかれるんです。「元気になります」と思うだけで病気って違ってくるじゃないですか。「病気だからもうダメ、もうダメ」と言うと、本当に病気が進んでいくような気がします。

杉浦　お役目があったのですね。

松野　自分で経験しようと思ってもできないことがポンッとやってくるわけです。震災の体験、またはとんでもなく重い病気だったからこそ、それで生きていると、いろんな方にお会いできるし、病気の方々がみんな「おばさん、生きているじゃん、私も生きられる」と言ってくれるんです。「まだ生きてるの？」って言われることもありますが（笑）。

杉浦　「まだ」ってなんて失礼な。

松野　それでもうれしいのですよ。退院してから過ごしていた鳴子の温泉療養所では本当にひどくて、お風呂場には這っていっていました。お風呂の入り口まではいけるのですが、湯船まではつかまるものが何もないじゃないですか。当時のその姿を見ていた人と再会したときはぶったまげていました。

杉浦　松野さんは生きているだけで勇気を与えるのですね。そして松野さんはその経験を伝えていますよね。

松野　皆さん涙を流して聞いてくれるんですよね。それを見ると思うんです。津波で流されていく人を見たときは、確かに自分が代わってあげられたらと思いました。私が生きていていいのかと何度も思って、すごく申し訳ない気持ちになりました。でも、今は生きていてよかったと思っています。皆さんに美味しいご飯をいっぱい食べていただけて、たくさんの人が笑顔になってくれて、元気をもらってくれて……。私は生かされましたが、私も誰かを生かしているんだなと思います。

杉浦　松野さんは本当に多くの人を救っていると思います。最後にお聞きしたいことがあります。お義母さんはこの「松野や」のことをどう思っているのですか？

松野　それがね。２０１４年の1月、もうすぐ「松野や」がオープンというころ、突然呼ばれたの。「今までありがとう」と、差し出された袋にはお金が包まれていました。でもね、返そうとは思わなかったんです。結婚してから43年、今まで私は本当にがんばってきました。「やっと認めてくれたんだ」と、うれしくて、素直にいただきました。でも使わずに大切にとってあります。このとき、なんとも言えない晴れ晴れとした気持ちになりました。

杉浦　今日はありがとうございました。これからも笑顔で、元気を振りまいていってくださいね！

※1　胃の切除後、これまで胃の中を通っていた食べ物が直接腸に流れ込むために、めまい、動悸、発汗、頭痛、手指の震えなどのさまざまな不快な症状が起こること

【松野三枝子プロフィール】

1953年生まれ。宮城県出身、在住。2005年、ステージⅣのスキルス性胃がんと宣告される。しかし、東日本大震災で九死に一生を得て、心身ともに変化が起こり、がんが消失。2014年1月、心の拠り所をつくりたいと、夢を叶え、レストラン「農漁家レストラン松野や」をオープン。

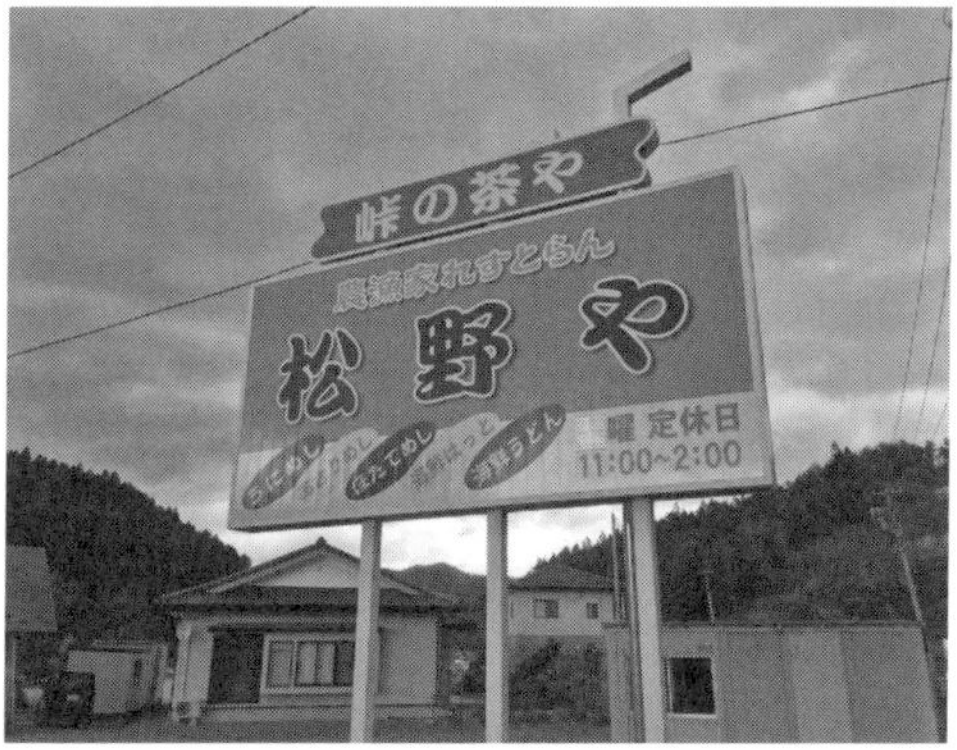

南三陸町にあるお店・松野や。

日本の偉人に学ぶ病気の治し方

白駒《しらこま》妃登美《ひとみ》（子宮頸がんステージⅣを克服）

「博多の歴女」として歴史講座を積極的に展開する白駒妃登美さん。子宮頸がんからの肺転移を克服された、貴重な体験を語っていただきました。その鍵は日本人本来の生き方の中にありました。

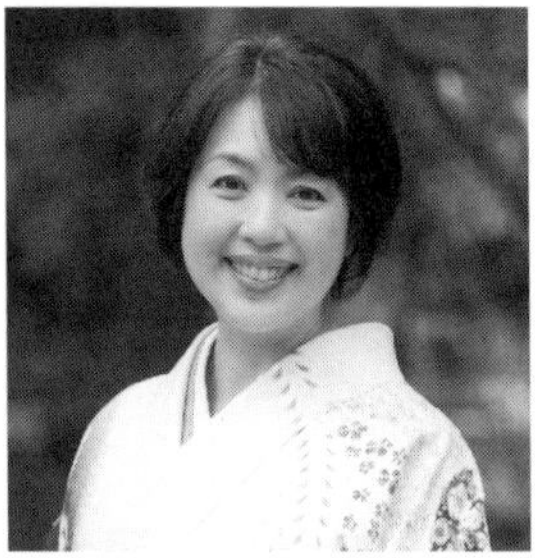

インタビュー●杉浦貴之

■がんで幸せMAXに？

杉浦　白駒さんは、今や全国から引っ張りだこで、飛び回っておられますね。ここまで元気になられた秘訣などお話しいただけたらと思います。まず、白駒さんはどんな活動をされているのですか？

白駒　20代のころは航空会社でCAの仕事をしていましたが、現在は日本の歴史や文化のすばらしさを伝える活動の中で、歴史にまつわる講演をさせていただいたり、本を出版させていただいたりしています。

杉浦　白駒さんにがん経験者のイメージがあまりないのですが、どのようながんを経験されたのですか？

白駒　2008年、子宮頸がん1Bと診断され、子宮の全摘手術と放射線治療を受けました。腫瘍は小さかったのですが、深く浸潤していたので、手術が終わった後、放射線治療が追加されました。

杉浦　がんと言われたとき、どう受け止めましたか？

白駒　実をいうと私が大学1年生のときに、母も子宮頸がんと診断されています。母の場合は近所の町医者にいったら、最初は〝更年期障害〟と言われました。それで、的外れな治療を1年くらい受けることになり、まったくよくならず、国立の病院で検査を受けたら、子宮頸がんで手遅れだと言われたんですね。余命は「9か月から12か月」と宣告されました。今から40年近く前ですから、ここまで進行すると本人に伝えることはなくて、父と私が呼ばれてそれを聞きました。私はそのときどう受け止めたのかというと、「これは天のお告げではない」と思ったんです。この医師の持っている知識とか、それまでの経験で「余命9か月から12か月」と言っているだけだと。

杉浦　それが絶対的な言葉ではないと？

白駒　そうです。違う知識や情報や経験を持っている人に出会ったら、違う診断をするかもしれないと思って、私はまったくあきらめなかったんです。治ると言ってくれる医師がもしアメリカにいるというなら、母をおんぶしてでも連れていこうと思いました。でも幸い日本に婦人科の名医がいるということを知って、その病院にすぐにいったんです。そこでも「かなり進行しているから手術はできない」とはっきりと言われたのですが、「あきらめるのもまだ早いから、放射線治療をがんばって受けませんか？」と言われて受けることにしました。そして、医師は言いました。「こちらの治療としては成功しました。この後1年生きられるか、5年生きられるか、10年生きられるかはご本人の運次第です」と。母はちょうどそのとき50歳で、そこから30年以上も生き永らえたんです。

杉浦　わぁ、すごい！

白駒　私が子宮頸がんを患ったとき、母はまだ生きていました。その母が手術できない状況だったのを見てきたので、自分が子宮頸がんと言われても、手術ができるならよかったと思えたんです。たぶん普通の人が受けるショックの10分の1ぐらいだったと思います。

でも、やはり深く心の奥を見ていくと、違う自分も見えてきます。当時はアメリカ型の成功哲学にどっぷり浸かっていて、そういうセミナーにもいきまくっていたので、何でもプラスに受け止める癖がついていていました。どんな出来事もマイナスに捉えたらいけないと思っていたので、無理やりそうやって、「よかった、ラッキー」と思うようにしていた面はたぶんにあります。だから「ショックを受ける自分を許せなかった」みたいなところもあったのだと思います。

杉浦　よくわかります。

白駒　ただこの病気で少し楽になった部分はあって、それは感謝の気持ちが湧いてきたことなんです。手術が終わったとき、目覚めたら酸素マスクをさせられていたわけです。それで、酸素マスクが外れたとき、〝自分で呼吸ができる〟ことが当たり前じゃないと思えたんです。翌日歩く練習をさせられて、〝自分で歩ける〟ことも、トイレにいって自力でちゃんと用が足せることも有り難いんだと思えました。不思議とどん底にいるときって、そうやってすべてが有り難いと思えて、逆に幸せ指数がＭＡＸになるんです。

杉浦　ぼくも、尿道に挿管されていた管が抜けたときはもう天にも昇るような気分でしたし、抗がん剤の副作用が落ち着いてご飯を食べられるようになったときは幸せＭＡＸでしたね。いつもそんな状態でいられたらいいのに……。

白駒　でも、そうはいかないんですよね。手術して2週間ぐらい経って、体調もよくなってくると、不満だらけになってきたんですね。病院の食事が美味しくないとか、看護師さんのあの言い方はなんだとか……。そのときに気がついたことは、それまでは、落ち込んだり、ちょっとしたことでクヨクヨしたりするのって嫌だったんですが、実はクヨクヨできるというのは幸せなことなんだということでした。どん底のときには、ちょっとしたことでクヨクヨできないでしょう？　だから、落ち込めるというのは幸せなことだし、落ち込む自分を許せるようになったんです。それ以来、できない自分、ダメダメな自分もかわいいと思えるようになりました。

■遺伝子のスイッチがオンに

杉浦　手術後、生活習慣などは改善されたのでしょうか？

白駒　いいえ。余命12か月と言われていた母も結局30年以上再発しなかったですし、私も手術と放射線治療で完治したと思っていたので、それまで以上に忙しく仕事をこなしていったんです。

杉浦　その後、体調に変化は現れるのでしょうか？

白駒　何の因果か、２０１０年、手術から2年経って肺に転移が見つかったんです。１回目のがんのときには、本当に自分でも不思議なほど冷静だったのですが、やはり転移と言われたときにはさすがに〝死〟がちらつきました。でも、息子が当時小学校に入学したばかりで、こんな小さな子を置いて死ぬわけにはいかないと思いました。

杉浦　それでどのように治療されていくのですか？

白駒　「がん細胞が肺に散らばっているから、手術と放射線治療はできない。抗がん剤治療しかない」と言われました。抗がん剤というのは全身に薬がまわる、そうするとがん細胞にも効くかもしれないけれど、健康な細胞もダメージを受けると思って、ものすごく抵抗を覚えました。それで主治医に質問したんです。「先生、私はこの治療を受けて治りますか？　治る見込みがあるならどんなにつらい副作用も耐えますけど、治る見込みがなくて余命が少し延びるぐらいだったら私はもう治療を受けたくありません」と。体力がなくなって子どもと向き合えなくなるのが嫌だったんです。そうしたら主治医がとても誠実な方で、しっかりと私の目を見て言われました。「正直に申し上げます。こういう状況で助かった患者さんを私は今まで見たことがありません。がんは生易しくないです。残される子どもを誰に育ててもらうか決めておいたほうがいいですよ」と。だったら治療はやめようと思ったんです。その矢先、私の歴史のエピソードを綴ったブログ記事を読んでくださった出版社の方から、「ブログの内容を本にしたい」と連絡がありました。「がんで助からない」と言われた時期と、「本にしたい」と言われた時期がなぜか一致したんです。でも、残された時間をすべて子どものために費やそうと思って、出版はお断りしようと思っていました。

杉浦　そんなとき、何か転機はあったのですか？

白駒　大好きな歴史上の人物たちに助けられたんです。私は小さいころから伝記を読むのが大好きで、登場人物たちを親友のように思って大人になったんです。人生でピンチが訪れると歴史上の人物と対話するんですね。「福沢諭吉さん、あなたならどうする？　西郷隆盛さん、あなたは？」って（笑）。彼らがいつも私に力を貸してくれました。

杉浦　がんのピンチのときは誰に助けられたのですか？

白駒　正岡子規でした！　正岡子規は幕末、愛媛県の松山で武士の子どもとして生まれます。でも、生まれてすぐに明治維新があり、封建制度がなくなって、武士ではなくなってしまうんですね。それでも、武士であることに誇りを持って生きていて、武士道における覚悟とは何か？といつも考えていたそうです。あるとき、彼は自分の中で結論を得たんですけど、それが「武士道における覚悟とは、いついかなるときでも平気で死ねること」。そう思って生きてきた彼が、若くして脊椎カリエス（脊椎に結核菌が感染することで起こる）という病気になって、結局30代半ばという若さで亡くなるんです。ものすごい激痛を伴って、こんなに痛いなら自殺したほうがマシだと思うくらいの苦しみの病床で、彼が本当の覚悟の意味に気づくんです。「本当の覚悟というのは、死ぬことではなく、こんなに痛くても、こんなに苦しくても、生かされている今この一瞬一瞬を平然と生きることなんだ」と。たぶんその覚悟が定まってから正岡子規の作風が大きく変わって、明治という新しい時代にふさわしい短歌や俳句を数多く残して、結局亡くなる前の日まで執筆活動をしていました。そして短歌や俳句の革新を行って亡くなっていきました。私はそのとき別に痛いところはなかったんですけど、病床の子規と、もう助からないと言われた自分を重ねて、私も病床で執筆活動をしたいなと単純に思ったんです。それで出版社さんに「よろしくお願いします」と返事をしました。やはり本を書くとなると編集作業が必要なので、1分でも1秒でも長く生きていたいと思って、医師には「抗がん剤治療を受けます」と返事をしました。

杉浦　ゆるぎない覚悟ですね。そう覚悟が決まってからはどのように過ごされたのですか？

白駒　病院のベッドが空くまでの間、３週間くらいでしたが、ブログとして発信したものを本の出版のために編集していきました。そうしたら、私が30年近くずっとやってきたアメリカ型の成功哲学とはまったく違う生き方が、日本史の中にあったことに気づいたんです。アメリカ型の成功哲学というのは、常に未来をイメージして、目標やビジョンを立てて、その未来を実現するために今を決めていく。例えば10年後がこうと決まったら、そのために5年後がこうで、３年後がこうと、いつも逆算して今すべきことを考えるんです。でも日本人はそうではなく、過去も未来も手放して、「今、ここ」に全力投球してきたんだと気づいたんです。今与えられた環境を受け入れて、感謝して、御縁をいただいた人たちに笑顔になってほしいと心から願って、そのために自分ができることを精いっぱいすると、扉が開いて次のステージに運ばれていく。そこでまた新たな現実が得られて、その環境を受け入れて、感謝して、御縁を大事にして、精いっぱい生きるとまた扉が開くという循環……。こうやって天命に導かれるような人生を日本人は送ってきたんだと思いました。私は日本人として生まれてきたのに、アメリカ人かぶれした生き方を30年近くも続けてきて、なんだったんだろうと、すごく後悔したんです。でも後悔しても始まらないし、気がついたときがベストなタイミングだと思い直して、今この瞬間から日本人として日本人らしく生きる、過去も未来も手放して「今、ここ」に全力投球しようと決めました。

杉浦　そうしたら、何か変化が現れてきましたか？

白駒　それまでは夜になると子どもの寝顔を見るたび、涙が止まらなくて眠れなかったんです。いつまで生きられるんだろうと思うと、不安で不安で……。でも日本人として日本人らしく生きると決めたら、その日から夜ぐっすり眠れるようになりました。そのとき気がついたのは、人間の悩みというのは、ほとんどが過去を後悔しているか、未来を不安に思っているかのどちらかで、今この瞬間に悩みがあるケースって本当は少ないということ。そういう人はもしかしたら時間軸は今にあっても、視点が「ここ」という一点に定まってないんじゃないかと思います。例えば、もっといい環境や御縁があるんじゃないかと気になって周りをキョロキョロ見回したり、人と比べて劣等感を感じたり、人にどう思われているのかを気にしたり。そうなると、悩みは尽きないですよね。だから時間軸を「今」に合わせて、視点を「ここ」という一点に定めたときに、たぶん悩みは雪のように消えてなくなるんじゃないかと思います。私の場合はそうやって悩みがなくなったんですけど、そのタイミングで病院から、「明日から抗がん剤治療に入りますから、もう1回検査をしましょう」と連絡が入りました。そうして検査をしたら、数か所あった肺の転移巣がすべて消失していたんです。

杉浦　それはすごい！　その後、抗がん剤治療はどうされたのでしょうか？

白駒　腫瘍マーカーが結構高かったので、念のために抗がん剤治療を受けました。

杉浦　抗がん剤の副作用はきつかったですよね？

白駒　日本人の生き方に気づく前の私はパワースポット巡りが大好きでした。いろいろなところにいき「私にパワーをください」とお願いしていたんですけど、今考えると恐ろしいことです。何万人もの人が訪れて、「パワーをください」とみんなでやったら、その土地はエネルギーが涸れてしまいます。私は思ったんです。このすばらしい歴史や文化を持つ日本自体がパワースポットだと。この日本に育った私自身がパワースポットであり、入院中は私がいつも病院をパワースポットに変えようと思っていました。そうしたらびっくりするくらい副作用が軽かったんですよ。あまりに元気なので看護師さんからも驚かれて……。

杉浦　その思いがすばらしいです。ぼくは「嫌だ、嫌だ」と思いながら抗がん剤治療を受けていたからなのか、副作用が本当にきつかったです。

白駒　抗がん剤を開発した人は、がん患者を殺したくてつくったわけではなく、人助けをしたいと思ってつくったわけですから、物質的ないろいろな副作用や弊害はあるけれど、開発者の思いは有り難く受けようと思ったんです。そこには愛があるはずなんです。だから私は、点滴している間ずっと「ありがとうございます」と言って受けていたんですよ。

杉浦　それを教えてほしかったー。そうか、抗がん剤にも感謝なのですね。

白駒　治してもらおうという依存心で入院するのと、病院をパワースポットに変えようと思って入院し、感謝して治療を受けるのでは、同じ治療を受けても結果は違ってくるんじゃないかと。私は人間ってすごい能力が備わっていると信じています。それはとても優秀な遺伝子があるからだと思うんですけれど、その遺伝子のスイッチが何かのきっかけでオンになったとき、元々あった自然治癒力が発揮されて、自分でも思いも寄らない素敵な人生になっていくんじゃないか。私の場合、遺伝子のスイッチがオンになるきっかけは、日本人として日本人らしく生きようと心に決めたことなのかなと思っています。

杉浦　心理状態や環境など、外側からの要因が後天的に遺伝子に影響を与えるというエピジェネティクスにも通じますね。

■戦闘モードからの変化

杉浦　治療との向き合い方とともに、がんとの向き合い方も変化していくのですよね？

白駒　最初は絶対にがんに打ち勝たなきゃと思っていました。今思うとその戦闘モードだったことがよくなかったんだろうなと……。

杉浦　よくなかった？

白駒　がんの再発のとき、最初1個だった影が検査するたび、1個また1個と増えていったんです。後から知ったんですけど、ノーベル平和賞を受賞したインドのマザー・テレサは意外なことに、ただの一度も反戦集会には出たことがなかったそうです。彼女が参加していたのはすべて平和集会。反戦集会と平和集会とは、似ているようでもまったく根本が違っていて、反戦集会とは戦争がある世の中が当たり前という意識が働いているわけです。だから戦争反対を叫んだところで戦争はなくならないし、逆に戦争を推進したい人たちにパワーを与えると思うんです。私ががんに打ち勝とうと毎日思っていたのは、要は反戦集会に毎日出ていたようなもので、戦っている相手にパワーを送っていたんだと思います。

杉浦　それでがん細胞が増えていったと。

白駒　外からウィルスが入ってきて病気になったなら、まだ戦うイメージもできますが、よく考えたらがん細胞って自分の細胞でしょう。それと戦うのはおかしなことなんです。やはり戦ってしまうのはなぜかと言ったら、病気とか死がよくないことで、生きることがよいことなんだという、この西洋的な二元論が根底にあると思うんです。勝ち組と負け組とか、天国と地獄とか、正しい、間違いもそう。でも、一神教ではなく、八百万《やおろず》の神を信じてきた私たち日本人はたぶん二元論がしっくりこないんです。私たちはすべてを受け入れられるだけの潔さ、強さ、やさしさ、大らかさを持った民族なんだと思います。私だっていつかは死ぬわけじゃないですか。また病気になるかもしれないし、今日杉浦さんと会った帰りに交通事故に遭う可能性だってあるわけです。〝死ぬ〟ってどういうことなんだろうって思うと、天が「今までよくがんばったね」と与えてくれるものだと思うんです。そうすると、生きることは素敵なんですけど、死ぬことも悪いことではないんじゃないかと。『感動する！日本史』（KADOKAWA／中経出版）という本に、吉田松陰から高杉晋作への志のリレーについて書かせていただきましたが、松陰が晋作にあてた手紙の中に「死は好むものでもないが憎むものでもない」という一文があるんです。生きていても魂が死んだような人はいるし、逆に死んでいるのにいまだに魂が生き続けている人もいる。そう考えたら、生きる、死ぬが問題なのではなくて、大事なのは志を持ってそれを果たそうとすること。生死を度外視したところに本当の価値がある、これが日本人の死生観だと思います。

杉浦　死を覚悟したときが好転するターニングポイントだったという方に出会うことが多いです。いたずらに死を怖れると交感神経が優位になりそうです。逆に、死を受け入れることで、穏やかな気持ちになり、副交感神経が優位になって、自然治癒力が発揮されるのかもしれないですね。ぼく自身はそんな境地に達することができなくて、死にたくない、絶対に病気に勝ってやるというところからのスタートでしたけど。でも、それは間違ってなかったと思っています。飛行機が離陸のときに最大のエネルギーを使うように、あのとき「絶対にやってやる」という戦闘モードがあったからこそ、飛び立つことができたんだと。ただ、戦闘モードは刺激によって最初は免疫力を上げるけども、やはり長続きしないんです。飛行機もエンジン全開では飛び続けられないのと同じで。ぼくは早いうちに、戦闘モードから、受容モードに切り替えることができたのがよかったと思っています。

白駒　私の場合、がん細胞そのものも、がんになった自分自身も、生も死もすべて受け入れる覚悟ができたときと、がん細胞が消えてくれた時期がほぼ一致しているんですよね。

■夢と志の違いとは？

杉浦　白駒さんはさきほど〝志〟の大切さを伝えてくれました。白駒さんも以前は〝夢〟を追いかけていたのですよね？

白駒　アメリカ型の成功哲学を実践すると、がんばれば目標や夢は叶うんです。でも、一つの目標を達成しそこで安心して停滞すると、もう負け組というレッテルを貼られてしまいます。また、人間は満足したら終わりだと教わるんです。それでどこまでいっても満足できずに、「もっと、もっと」となります。目標は叶うから充実感や達成感はあります。ところが安心感や幸福感はまったくなくて、下りのエスカレーターを必死に登っている感覚でした。あれは今思うと一種の病気だったと思います。どこまでいっても決して満足できない病気。以前の私は、選択肢に迷ったときにはどちらが自分の得になるかを考えて、いつも「自分が、自分が」という人生でした。それが、日本人はそうではなくて、縁ある人の役に立ちたいと思ってがんばってきた民族なんだと思って、私も自分のためでなくて大好きな人に笑顔になってもらおうと思ってがんばり始めました。そうしたら周りの人たちが信じられないくらい私を応援してくれるようになって、頼みもしないのにいろいろな御縁をつないでくれたりするようになったんです。がんばっている状態に変わりはないのですが、今、すごく楽しくて、ものすごい安心感と幸福感があります。

杉浦　よくわかります。自分の夢が叶うときもうれしいですが、ぼくもこうして情報発信したりして、誰かが喜んでくれるのがすごくうれしいです。

白駒　よく「あきらめなければ夢は叶う」と言いますけど、日本人らしい生き方をしていると、夢を超えるもっと素敵な現実がやってきます。周りのために生きていると、周りの人がいろいろと考えてやってくれるから、自分では思いも寄らなかった展開になってくるんですよね。自分の夢をどう叶えるかというより、自分の生き方でどう人のお役に立てるかを考えたときに、私たちの命はより輝くのではないでしょうか。

杉浦　それが〝志〟というものですか？

白駒　はい、そう思います。やはり夢ってその人のものじゃないですか。だからその人が死んでしまったらその夢は終わると思うんです。みんなが喜んでくれる夢は、夢というよりは〝志〟という言葉が合っているんじゃないかなと思います。みんなが喜んでくれるから、本人が亡くなっても志はリレーされていく。日本の歴史というのは、志のリレーが続いているのではないかと思いますね。

■がんは過去の報いではない

白駒　アメリカ型の成功哲学で生きていたときは、過去の結果が今だと思っていたから、病気になるような種は過去にあったんだと思ってすごく自分を責めていました。でも今思っているのは、〝今〟が、実は過去の結果だけではなく、そこに未来の種が混在しているということです。自分の人生の中で、なんでこんなことが起こるんだろうとか、なんでこの人と出会ったんだろうと、そのとき意味がわからなかったことが、後になってわかることってないですか。「あっ、このために出会ったんだ」とか、「このためにこういう経験があったんだ」と。今起きていることは過去の結果だけではなくて、未来において必要だから起こる、何かのメッセージだと捉えることができたのは大きいですね。

杉浦　それは素敵な考え方ですね。

白駒　がんは過去の報いではないですよね。悪いことをした結果でも、理不尽なことでも、かわいそうなことでもありません。杉浦さんの住む愛知県岡崎市に生まれた徳川家康公は、幼いころから人質に取られ、翻弄され、とても苦労します。それは過去の行いの結果ではないですよね。徳川家康公は100年以上続いた戦乱の世を鎮め、約260年に渡る天下泰平の礎を築くことができました。そのために、つらい少年時代を経験することが必要だったと言えます。がんは過去にだけ原因があるのではなく、未来に生きる自分のために与えられたとも言えるのです。

杉浦　とてもわかりやすいです。ただ、すぐにそう考えられない人もいると思います。今がんで苦しまれている人がいたら、どんな言葉をかけますか？

白駒　自分のことを話しますと、さすがにもうあまり長く生きられないかもしれないと思ったときに、私は全然笑えなくなったんですね。笑顔が出ないことに、この時点で生きる価値なしというぐらい凹んでしまいました。そうしたらたまたま友人が電話してくれて、声が普段と違っていたのか、「どうしたの？」って言われて全部話したんです。「がん宣告されてから2週間笑えなくて、そのことがすごくショックなんだ」と。すると友人は「泣きたければ泣いたらいいし、怒りたかったら怒っていいじゃない。どんなに不機嫌でも、ヒトミちゃんが今日生きていてくれることが私はうれしい」と言ってくれたんです。たった一人でもこんなふうに思ってくれるって、私はなんて幸せなんだろうと思いました。病気が治ったら幸せだと思っていたんですけど、私は今この時点で幸せだったんです。友人からこの言葉を言ってもらったときは、大きな転換点だった気がします。

杉浦　「今、ここ」に戻るのですね。他人が存在そのものを肯定してくれたら、自分で自分を肯定しようと思えますよね。自己肯定は自己治癒力のベースになる気がします。

白駒　そうですね。病気を超えたところで「生きているだけでいい」と思えたら、幸せは増しますよね。きっと過去の私の人生は、あまり挫折がなくて、他人からはすごく幸せな人生にみえたと思うんです。だけど、今のほうがよっぽど幸せなんです。幸せに条件がなくなったから。

杉浦　人はすぐに幸せに条件を求めますからね。白駒さん、今日はおかげでぼくの幸せ感度もかなり上がりました。白駒さんが今感じていること、最後に一言お願いします。

白駒　そうですね。人生は喜びも悲しみもあるから、人生に深みがあるということですかね。喜びだらけの人生だったらつまらないですよね。幸せな出来事って、それはすごく感謝する出来事だと思いますし、有り難いことなんですけど、悲しい出来事とか、つらい出来事がよくないことかというと、そんなことはありませんよね。やはり悲しみやつらさを経験するとやさしくなれるじゃないですか。だから幸せになれる出来事か、やさしくなれる出来事しか世の中には起きないと考えたら、すべてが有り難いのかなと思います。

■すべてはうまくいっていた

杉浦　肺への転移が見つかって治療していたのが2010年ですから、もうそれから13年経過したんですね。白駒さんは現在、元気に講演活動で全国をまわられ、執筆活動も充実していますよね。

白駒　その後の定期検診も問題なく、10年経過した時点で検診も終わりました。おかげさまで仕事も大忙しです。療養中に原稿を書いていた、天才コピーライターのひすいこたろうさんとの共著『人生に悩んだら「日本史」に聞こう』（祥伝社）を2011年に出版することができ、以来、共著も含めて12冊の本を世に出すことができました。

杉浦　お話には出てこなかったのですが、食事療法などはされたのですか？　また今も継続されていることはありますか？

白駒　正直言って、私はがんになる前の方が健康オタクで、食事もこだわっていました。無農薬野菜を取り寄せ、食品添加物を排除し、サプリを摂り、栄養のバランスをちゃんと考えた食事をずっとしていたんです。肉を食べ過ぎたときはものすごく罪悪感を覚えていました。「〜ねばならない」「〜すべき」「〜してはいけない」という思考が強かったですね。

杉浦　ストレスを生みそうですね。

白駒　逆に健康を蝕んでいたように思います。20年近く健康に気をつけていてがんになったのだから、考え方を切り替えましたね。サプリは極力減らし、病院で処方してくれるクエン酸、乳酸菌を摂り入れていたくらいです。食事療法ともほどよい距離感にして、浄水器の水を飲み、和食中心で、こだわりを捨て、本当に美味しいと思えるものを有り難くいただくようにしています。食事以外では水中ウォーキングをしたり、ときどき酵素風呂にいったりする程度です。

杉浦　白駒さんの場合、がんの再発を予防するためではなく、仕事でベストパフォーマンスを発揮できるコンディションにすることが大事だったのかもしれないですね。

白駒　ベクトルを生きることに向けたのがよかったと思います。

杉浦　病気だけではなく、生きているといろいろなことが起きると思いますが、白駒さんはどんな考え方で乗り切っていかれるのですか？

白駒　「人生うまくいってない、なんでこんなことが起きるんだろう」と凹んだことが何度もあります。でも、後から振り返ったら、「そのことがあったから今がある」と思えるんです。そう思ったとき、うまくいってなかったんじゃなくて、「ただ思いどおりにいってなかっただけなんだ」と気づきます。それがわかってからは、「自分の思いどおりにいかないだけで、大丈夫、すべてはうまくいっている」と自分に言い聞かせるようになりました。この言葉を心の中で唱えるだけで、すごく気持ちが落ち着いてきます。私にとってがんという試練も、思いどおりではなかったですが、私の人生には必要な出来事で、すべてうまくいっていたのです。

【療養中のスケジュール】

- 6時半―起床
- 7時―家族と朝食（十六穀米、お味噌汁、焼き魚や野菜の煮物など、和食中心）
- 8時―子どもたちが登校した後に家事、その後は家でゆったり過ごす

日によってはびわ葉温灸施設、酵素風呂、水中ウォーキングにいく
・12時─ゆっくりお昼ご飯（野菜中心）
・13時─出版準備のため原稿を書く
・17時─食材の買い物、食事の支度
・19時─夕食（お蕎麦やパスタなど、麺類中心）、家族との団欒
・22時─入浴
・23時─就寝

【白駒妃登美プロフィール】

１９６４年生まれ。埼玉県出身、福岡県在住。２００８年、子宮頸がん１Ｂと診断され、手術と放射線治療を受ける。２０１０年、肺転移が発覚。医師からは「この状況で助かった患者を見たことがない」と言われる。しかし、抗がん剤治療開始前に、転移巣の消失が判明。現在、元気に講演活動で全国を廻り、執筆活動に加え、オンラインサロンやＹｏｕＴｕｂｅチャンネル開設など、活躍の場を広げている。

「余命宣告」のおかげで叶えられた夢

石川利広《いしかわとしひろ》（胆のうがんステージⅣを克服）

２０１５年２月、石川利広さんは66歳で胆のうがん、余命１年の診断を受ける。早々と終活を始めるが、どうしても叶えたい夢があり、夢を叶えるその日に元気でいるため、同年12月のホノルルマラソン参加を決意。

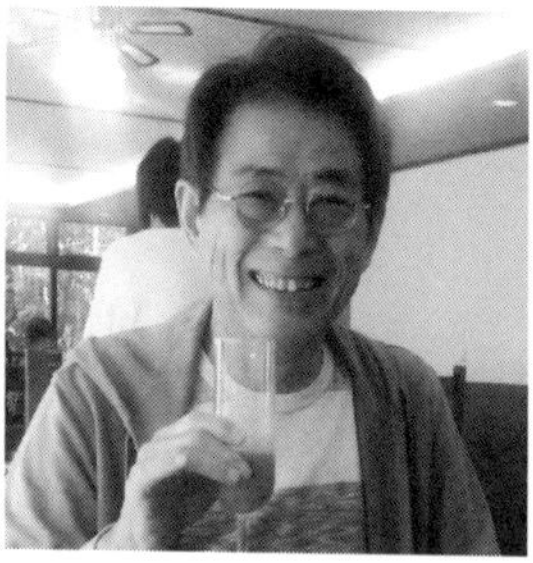

■私の自慢にならない人生

22歳で一度目の結婚、31歳で二度目、38歳で三度目（事実婚）、48歳で四度目の結婚をし、子どもは一度目に3人、二度目に1人、四度目に1人の計5人います。

結婚は縁と言われますが、3人の元妻には本当に感謝しています。元妻たちはそれぞれの結婚を祝ってくれました。また、子どもたちは「私たちはなんにもいらないから蛍ちゃん（現在の妻の子）をしっかり育てること。私たちのように寂しい思いをさせないように」と言ってくれました。こうして初めて子育ての喜びを経験し、現在に至っています。

私の還暦祝いには、妻の提案で３人の元妻と子どもたちを全員招待し、盛大に祝ってもらいました。

それぞれの祝いの言葉があり、和気あいあいで宴が進行していく中、元妻や子どもたちの笑顔に、なぜかあのころの情景が思い出されました。幼いころ、生活保護家庭で育った苦労、経験が少しも成長の糧になっておらず、大人になってからもやりたい放題で、しかも自分勝手で、元妻や子どもたちに寂しくつらい思いをさせてしまいました……。そんなことが頭を巡り、申し訳なさと感謝で涙が止まりませんでした。

こうして祝いの会は無事終わりましたが、妻の深く広い心に感謝の言葉が見つかりませんでした。

私のような自分勝手な人生を送ってきた人間は、最後は重い病気で悶え苦しみながら、またはとんでもない事故に巻き込まれて激痛を伴いながらこの世を去っていくのだろうと覚悟していました。

思ったとおり、余命宣告付のがんという重い病気に見舞われましたが、悶え苦しんではいません。家族を始め多くの人たちの応援、支えがあって、今こうして元気でいます。また、がんは多くの気づきという宝物をプレゼントしてくれました。この病気に出合ったことで、すばらしい人たちとの出会いを与えられ、こうして人生を振り返る機会を与えられ、こんな人生、ただ「ありがとう」しかないです。

■余命1年との宣告

「北海道の雪まつりにいこうか」

2015年2月、着々と旅行の準備が整っていく中、出発の数日前から何か腹部の膨満感が気になり、食事もお酒も美味しくなく、体もどこか重い状態が続いていました。常備薬を服用しても一向に改善しませんでしたが、家族に伝えることもなく、そのまま北海道へと向かいました。

体調のせいで、雪まつりも、美味しいはずの食事も、あまり楽しめませんでした。

旅行から帰り、近くの病院で検査を受けると、「検査結果はFAXしておきましたので、すぐに市民病院にいってください」とのこと。「エッ？　そんなに急を要する病状なの？」と戸惑っていると、知り合いの看護師さんに真剣な眼差しと強い口調で再度、「とにかく市民病院にすぐいって！」と言われてしまいました。

市民病院にいくと、再検査することもなく「今から入院していただきますので家族に連絡してください。これから絶飲食です」とのこと。この日は土曜日、さあ大変です。私は美容師で店は予約制ですので、とりあえず土曜、日曜の予約をキャンセルしました。

入院時点で病名は特定されず、胆汁の流れが悪く、肝臓に異常があることはわかっていました。対処として、絶飲食を継続し、胆管にステントを入れ、胆汁の流れをよくし、肝臓への負担を小さくしながらさまざまな検査をしていくことになりました。

2月末、正式な診断がくだされました。

「検査結果は〝胆のうがん〟です。十二指腸にも、腹水にも〝がん〟が認められ、手術はできません」

「手術ができないということは……。余命はどのくらいですか」と問うと、「約1年です」と告げられました。「化学療法でもう少し延ばせます」とも……。

ほんの一瞬、頭が真っ白になり、そして「ついに来たか」と思いました。

黄疸を治さなければ抗がん剤治療もできないので、絶飲食が続きます。体重は11kgも落ち、椅子に座るのも、歩くのもつらくなり、顔は黒と緑と黄色の混ざった異様な色になり、声もほとんど出なくなりました。

折しも桜の季節、病院の窓からは桜が見えます。花びらがはらりはらりと散ってゆく姿に「俺もこんなふうに散っていくんだ」と自分を重ねました。

私は過去に何度も生死の岐路に立ちました。伊勢湾台風で流される、ひどい交通事故、心筋梗塞、冠動脈壊死による心臓バイパス手術、脳梗塞、女性とお酒を飲み過ぎて意識喪失、女性が見ている前で無理して飛んだパラグライダーの落下事故……。

私は1994年に尊厳死協会の会員になり、〝不必要な延命をしない〟宣言をしており、会から紹介された命に関するいろいろな本を読んでいました。そのためか、死は意外と冷静に受け入れることができました。

■死ぬまでに叶えたい夢

潔く死を迎えるために終活に入り、「最期はホスピス病棟で死を迎えたい」と希望し、それが可能な病院に転院の手続きをし、最期の準備を整えていきました。人生を真剣に振り返り、お世話になった方々にお別れメッセージを送ると、なぜか気持ちが楽になりました。

家族にも別れのメッセージを書き始めました。書いては消し、消しては書き、何度書いても上手く書けず……。その内、頭の中に思い出が次から次へと浮かび、「こんな病気になり、思い出をつないでいけなくなりゴメン」と涙が止めどなくあふれ、結局家族へのメッセージは書けませんでした。

しかし、終活をしていた私にも、余命期日の迫る翌年1月に、どうしても叶えたい夢がありました。私は美容師です。娘がその1月に成人式を迎えるのです。

「余命期日と同時期にある娘の成人式で、自分の手で彼女の髪を結い上げ、祝いたい」

1年後、ベッドに横たわっている状態ではその夢を叶えることはできません。このときは「がんを治そう」ではなく、1年後、自分が2本の足で立っていることを目標にがんばって生きていこうと思いました。せめてそこまでは元気でいたい……。

寝る前には「俺は大丈夫だ、自分を信じて元気になるぞ！　娘のためにも！　親から授かったこの命、使い切るまで死んでたまるか」と毎日、自分に言い聞かせるようになりました。

■少しだけ見えた希望

２０１５年４月末、絶飲食で黄疸も消え、延命のための抗がん剤治療を開始。１回目、2回目となんの副作用もありませんでしたが、３回目、白血球の数値が異常に下がり、口内炎が発生、激しい嘔吐に倦怠感もひどくなりました。そして、次の投与をどうするか考えました。完治を目的とした抗がん剤なら、きっと過酷な治療も耐えたと思いますが、少しの延命のための抗がん剤になんの意味があるだろうかと思い、勇気を出して3回で中止することにしました。

病院の担当医には「それも選択の一つですね。しかし、胆汁の流れをよくするための胆管のステント交換は必要です。1～3か月に一度、定期的に来てください」と言われ、ホッとしました。

5月末、知人から杉浦貴之編集長の主催する『メッセンジャー』10周年記念講演に誘われました。普通に歩く自信も、1時間以上椅子に座る自信もない状態でしたが、知人の温かい心に感謝し、杉浦さんのイベントに参加することにしました。

講演前、知人の計らいで出演者の楽屋に通してもらいました。出演者でステージⅣの腎臓がんを克服された寺山心一翁《しんいちろう》さんにかけられた言葉。

「がんになってよかったね。おめでとうございます！」

正直、おかしなことを言われるなぁと思いました。

イベントでは心を揺さぶられました。寺山さん、ドクターのお話、杉浦さんの歌を聴き、泣いたり、笑ったり、大きな声を出したりして、今自分は確かに生きていると実感。さらに、がんを経験されてホノルルマラソンを走った方がいたり、「がんになる前より幸せ」と堂々と伝える方がいたり、寺山さんの言われる「おめでとう」とはこのことかと思いました。余命宣告を受けて命と向き合ったつもりでいましたが、まだまだ私は甘かったです。

最後は涙があふれて止まりませんでした。普段は1時間以上座ることもできなかったのが、あっという間の4時間。私の中に確かに宿った不思議な力を感じ、未来の希望が見え始めました。もしかして私もまだまだ生きられるのではないか……。

■腫瘍の縮小が認められる

マガジン『メッセンジャー』から縁が広がっていきました。『メッセンジャー』の広告から愛知県豊田市にあるユーユー健康館(※1)を知り、さっそくいってみます。ユーユー健康館で施術を受けながら、オーナーの前田宗歩《むねほ》さんから、体の回復する仕組み、食養生、免疫を維持する方法などを教えてもらいました。前田さんから言われた印象的な言葉。

「がんは自分がつくったものです。だから自分で治すのです」

ユーユー健康館に週2回通うようになると、たくさんの出会いがあり、病気と向き合い、本気で自助療法に取り組む決心がつきました。

胆管のステントを取り替えるため、2015年6月、CT検査を受けました。その結果、なんと腫瘍の縮小が認められるとのこと。さらに、胆汁の流れは十分確保されているので、ステントの取り替えは不要と判断されました。なんの取り組みがよかったのかわかりませんが、気持ちは明るくなりました。

通院も2か月に一度になり、おまけに10年前の心臓バイパス手術後標準以下だった心筋の値も、血圧も標準値になりました。

道がはっきり見えると、あとは前に進むだけです。杉浦さんのトーク&ライブに幾度も参加し、がんを乗り越え元気になった人、または元気になろうとしている人に会い、自分を奮い立たせました。

■まさかのホノルルマラソン

杉浦さんのトーク&ライブでは毎回、がんサバイバーホノルルマラソン(※2)の話がありました。杉浦さんは「走れるほど元気になったのではなく、走ったから元気になった」と話します。

『ホノルルマラソン⁉　とんでもない！』というのが最初の印象。ホノルルマラソンは制限時間がないとはいえ、一般常識ではがんで余命を宣告された人がフルマラソンをするなんて正気の沙汰ではないと感じていました。知人にマラソンのことを話すと、「命を削りにいくようなものだ」と取り合ってもらえませんでした。しかし、杉浦さんのトーク＆ライブに参加される、ホノルルマラソンを体験したがんサバイバーさんの明るくいきいきとした姿に、初めは他人事だった私も、「もしかして私もいけるのか？」と、少しずつ気持ちがホノルルマラソンに傾いていっているのも事実でした。

２０１５年6月末、豊田市のユーユー健康館で行われた杉浦さんのトーク＆ライブ。最後に参加者が夢を語るという時間があり、なんと私が突然指名されたのです！　調子に乗って、つい私は言っていました。

「私は死ぬのをあきらめました！　今年の12月のホノルルマラソンに参加します！」

家に帰って妻と娘に話すと、「一緒にいく。私たちがサポートする」という返事です。それはうれしかったです。

早速トレーニングを開始。がん発症時から絶飲食が続き、極端に体力が落ちて10歩歩くのも大変な状態でしたが、家族３人でのトレーニングはとても楽しく幸せなものでした。トレーニングで１００ｍ、５００ｍ、１㎞、５㎞と距離が伸びていくごとに体が元気になってきて、ホノルルマラソン１か月前には20㎞のウォーク＆ランができるようになっていました。杉浦さんの言っていた「走れるほど元気になったのではなく、走ったから元気になったのだ」を体感したのです。

初めてのフルマラソンは現地での食事のことなど、不安は尽きませんでした。そんなときは先輩が頼りになります。ホノルルマラソン経験者でがんサバイバーの野村和義さん（「メッセンジャー」46号に登場）から、マラソンと食事のアドバイスを受け、岡崎市の喫茶店「はなのき村」の井上さんご夫婦にもさまざまなホノルルマラソン体験情報をいただきました。

また、がんサバイバーホノルルマラソンを目指すチームメッセンジャーの存在は大きかったです。チームの実行委員でもないのに、皆さんに会いたくて、何度もミーティングに参加。そこは、よくある患者会のように、がん患者が涙、涙でその体験を語るような場ではなく、とにかく笑いが絶えないのです。みんながホノルルマラソンという希望に向かっているからでしょうか。チームメッセンジャーの皆さんの温かさがどれだけ心強かったことか。不安は随分減り、私の中にさらに大きな希望が芽生えました。

■私が実践していた養生など

私が標準治療以外で取り組んだ治療、養生法を列記します。

1. 免疫治療（樹状細胞ワクチン）—多額の治療費用が必要なので一度だけ
2. ぬか袋カイロで小腸、直腸を温める—袋の中は還元塩、玄米、米ぬか
3. 妻のつくる食事 — 糖質、油、動物性たんぱく質、食品添加物を控えた、発芽玄米を中心とした玄米菜食の食事。農薬を除去した野菜サラダ、スムージー（キャベツ、小松菜、人参、ケール、甘酒、豆乳、リンゴ、バナナ、プルーン、レモン果汁、豆麻仁油等）
4. 交流磁気、足つぼマッサージ（ユーユー健康館）
5. 運動（ホノルルマラソンに向けて公園でウォーキング）

※3．4．5は2023年現在も続けている

【療養時の1日の平均的スケジュール】

7時―起床、全身ストレッチ&身支度
8時―朝食（野菜サラダ&スムージー）
8時半―仕事（美容師）
12時―昼食（豆腐、玄米おにぎり梅干し入り1個、野菜スープ）
12時半―昼寝
13時―仕事（美容師）
18時半―帰宅、休息
19時―夕食（玄米菜食の食事）
20時―ストレッチ&ウォーク&ラン（ホノルルマラソンに向けて）
21時―運動後のストレッチ
22時―入浴（心臓に持病があるため簡単入浴）
22時半―休息
23時―就寝（ぬか袋カイロで体を温める。心臓に手を当てて、1日の無事とお礼を伝える）

■妻に送った手紙

ホノルルに到着した夜、妻に手紙を送りました。

☆☆☆☆☆

千春へ

やっとホノルルですね。2月のあの宣告から早10か月、こうして手紙を書けるのをうれしく思います。

余命宣告の夜、千春と蛍（娘）に申し訳ない気持ちでいっぱいになり、楽しかったことばかり思い出し、人知れず何時間も涙を流しました。そして次の日から終活に入りました。終活に入ると人生を振り返ることができ、思うことはやはり「ありがとう」でした。「ありがとう」は常々言ってはきましたが、今回の「ありがとう」は、重かったです。

今、こうしていられるのは、千春のおかげです。不安で不安で苦しい日々の中、仕事、家事をこなし、さらには私と同じようにがんと向き合ってくれました。今どう考えてみても、千春のがんばりがなかったら、ホノルルのステージに立てなかったと思います。地球上に咲くすべての花を集めてあなたに捧げても、足りないくらい感謝しています。

少々不安はありますが、３人で励まし合い、助け合い、チームメッセンジャーの仲間の力を借り、必ずゴールしたいと思っています。

☆☆☆☆☆

■ホノルルマラソン本番

２０１５年12月13日、いよいよ大会当日です。ウキウキワクワクでスタート地点へいくと、あまりにも大勢の参加ランナーにビックリです。

さあ午前5時、華やかな花火の合図でスタートです。私は、このスタート地点にいられるのは妻と娘のおかげだと、そっと胸に手をかざして感謝しました。そして、親戚、友人、知人、店のお客様、チームメッセンジャーの仲間など、応援してくれる多くの人たちの思いとともにゴールするため、マラソン全コースを一歩一歩踏みしめながら、歩くことを決めました。
ハイウェイに入ると、折り返してきた仲間と次々に会い、笑顔でハグハグ！　そのたびに一歩進む力が湧いてきます。

やがて30㎞付近。足も痛く、体も疲れています。しかし、アイポッドから聴こえる杉浦さんの歌を耳にし、応援メッセージを書き込んでもらったタスキに目をやると、あり得ない力が湧いてきて、痛いはずの足も、疲れている体も苦痛を感じず、勝手に足が動いていきました。また、仲間の顔が浮かび、「きっと、闘病中の苦しみやつらさや痛さを力に変えがんばっているんだな」と思うと、さらに力が湧きました。

最後の難所、ダイヤモンドヘッドをクリアして、いよいよゴールまで800m、私は笑顔です。足取りも軽やかです。すると前方より同じTシャツを着た男性がコースを逆走してきたのです。杉浦さんです。彼が私たち家族にエールを届けにきてくれたんです。私はその瞬間パニック状態となり、さまざまな思いが頭の中を駆け巡り、涙が一気にあふれ、言葉が出ませんでした。

ゴール間近では、仲間の「がんばれ」コールでまた瞼《まぶた》を濡らしました。家族と応援してくれた人たちの思いに、計りしれないほどの感謝と感動があふれ、踏み出す勇気と元気をいただき、42・１９５㎞を完歩できました（タイムは11時間21分54秒）。

■余命宣告期限の夢叶う

前年の2月頃には、この日をこんな状態で、こんな気持ちで迎えられるとは思ってもいませんでした。終活中、限りある命の中で、〝どうしても叶えたかった、たった一つの夢〟、それが叶うときがやってきたのです。

２０１６年1月10日。暖かく、風もほとんどない快晴の中、娘の成人式がありました。美容師である私は、自分の店で妻とともに、髪を梳《と》かすブラシにも、髪に打つヘアピン１本１本にも心をこめ、娘の晴れ姿をつくっていきました。

やがて完成し、娘のうれしそうな顔を見ると、目頭が熱くなりました。私の夢でもあったのですが、娘にとっての夢でもあったようです。

病気をしてから成人式までの出来事と、チームメッセンジャーの仲間との出会いは私たち家族の宝物になりました。がんという病気と、余命という言葉は、多くの〝気づき〟を与えてくれました。

「家族の存在のありがたさ」「体は病気でも心が健康であれば自然治癒力は必ず上がる」「命はやわじゃない」「1日1日を真剣に生き、あきらめなかったら奇跡は起こること」


2016年4月、10か月ぶりにCT検査を受けると、またもや腫瘍の縮小が見られました。前回も縮小していましたが、その2か月前まで抗がん剤治療をしていたので、その影響も可能性としてはありました。しかし、今回は違うでしょう。担当医はデータ的に正月を迎えられないと思っていたようですが、ホノルルマラソンに挑戦して、私が元気になってきたことに驚きを隠せない様子です。そして6月、がん細胞は消滅していました。

さらに、がんになる前の病気、心筋梗塞などで5種類の薬を服用していましたが、食事の改善、ホノルルマラソンを目指したことがよかったのか、現在は1種類のみとなり、がん以外の病状まで改善されたようです。

病気をして、死を受け入れ、前を向いてマラソンに挑戦して、元気になって娘の成人の晴れ姿をつくり……筋書きのあるドラマのような体験をした私は、まだ体のどこかに存在しているであろう〝がん〟を憎むこともなく、体の不具合もなく、病気をする前と変わらず仕事をし、バドミントンを楽しみ、趣味の木工をして、感謝の日々を過ごしております。

医師から「こんなことはずっと続かない」と言われながら、この春、余命1年の宣告から8年が経過しました（2023年現在）。

私はなぜ元気になったのか

病気発症から4年の月日が経ったころ、2019年2月、2泊3日で岐阜県関市にあるリボーン洞戸（※3）で、杉浦さんの主催するチームメッセンジャー合宿に参加。4年経って、「なぜ自分が元気でいられるのか」のこたえを探しにいきました。

杉浦さんはどう考えているか聞くチャンスがありました。

「石川さんが死を覚悟して、同時に生きる覚悟をされたことでしょうか」

私にとっては、余命宣告のおかげで死を受け入れることができ、病と戦うために生じる不安、恐怖などの過度なストレスを感じることがありませんでした。さらに、タイミングよくチームメッセンジャーに参加し、人生最後の夢に向かって勇気の一歩を踏み出したことが、傷ついた細胞の修復につながったのかもしれません。一言で言うと、「がんを治したぞ」ではなく、治すつもりはないのに「がん治っちゃった」のです。

またこの元気を持続できている理由として、「病気は自分がつくった」という意識から、自分の心を見つめ直したことは大きいです。強欲で、好きなことはなんでもやり、欲しいものはなんでも手に入れてきた、がんになる前の人生。常にどこか満たされない心から、それを埋めようとしてストレスを溜め、そのために生活習慣が乱れ、体が悲鳴を上げていたと気づきました。さらに、運動、食事などの生活習慣を見直したこと、周りの支えに感謝し「生かされている」という意識を持ち続けていることがよかったと感じています。ただ、この〝こたえ〟は断言できるものではありません。合宿の最後に杉浦さんはこう私に耳打ちしました。

「生きる覚悟……などときれい事を言いましたが、本当は石川さんの根源の生命力があふれたからじゃないですか。とにかく石川さんを見ていると、生命エネルギーが半端ないです！　それが石川さんの自然治癒力を発動させたのでは？」

ある医師が言いました。

「人間は自然に治る力を持っている」

すべてがこたえであって、それが私の元々持っている自然に治る力を引き出してくれたということでしょうか。はっきりとしたこたえはまだまだ見つかっていません。それは見つけられないかもしれません。もしかして、これからも探し続けるほうがいいのかもしれないと思っています。

※1　東洋医学をベースに足裏マッサージの施術を中心に、食養生の指導もされ、健康講座を定期的に開催。施設内には抗酸化陶板浴もある。

※2　『メッセンジャー』編集長の杉浦貴之が2010年より企画。毎年12月に開催されるホノルルマラソンにがん経験者、その家族、サポーターでチームをつくり、参加している。ホノルルマラソンは世界で唯一、制限時間のない大会です。

※3　船戸崇史医師が2018年1月、岐阜県関市洞戸に創設したがん予防滞在型リトリート施設。美しい水や空気、山々に囲まれた大自然の中で、ありのままの自分を見つめ直し、新しい生活習慣を身につけるための宿泊施設。診療所も併設し、必要に応じて治療も受けられる。

【石川利広プロフィール】

1948年生まれ。愛知県出身、在住。2015年2月、胆のうがんで余命1年の診断を受ける。手術不能で、抗がん剤治療を受けるも、副作用により中止。家族の支えや自助療法により、体力を回復。２０１６年６月、腫瘍は消失。現在も美容師として仕事をし、趣味の活動も充実している。

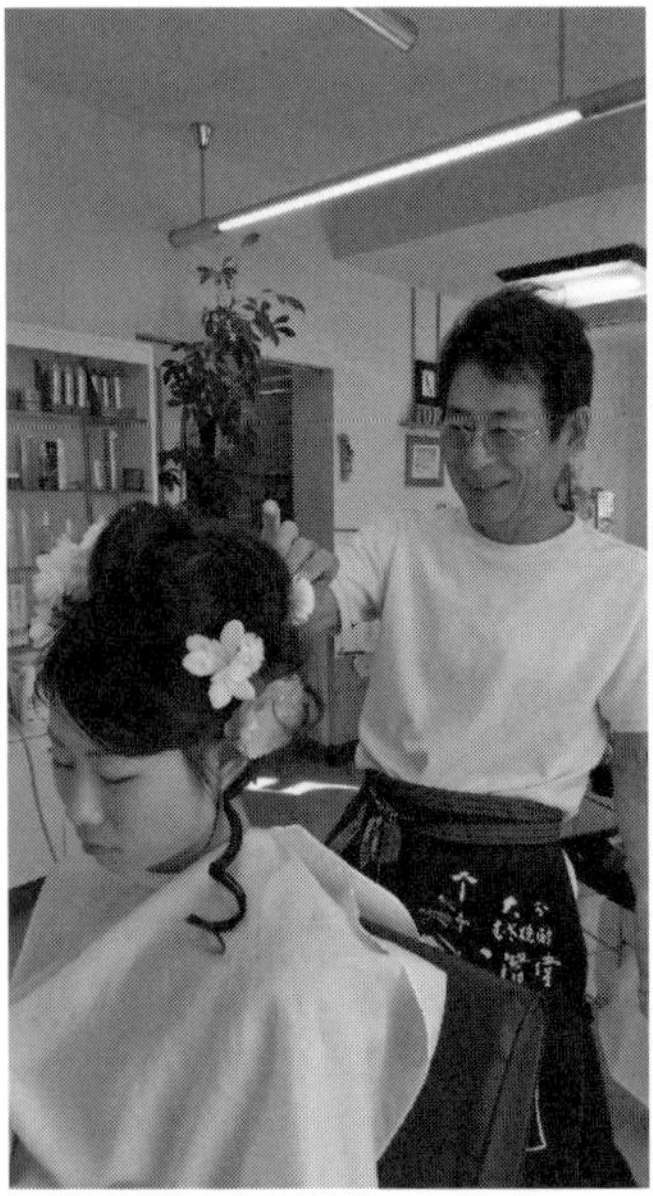

2016年、娘の成人式で晴れ姿をつくる。

第3章

——がん生還者の共通項——

がんを治すマインドセット7か条

本書で紹介した8人の中で、期間や注がれたエネルギーはそれぞれですが、松野三枝子さん以外は、食事療法などの生活習慣の改善や各種代替療法に一定期間取り組まれています。具体的な内容は各人の章の中で紹介していますので参考にしてみてください。

元九州大学名誉教授で、医師の故池見酉次郎先生が「がんの自然寛解」についてこう言われています。

「この現象は、『実存的転換』と言って、その人の考え方や生き方すべてが変わったときに起こる」

実存的転換とは、それまでの価値観を根底から覆すような心の変化、意識の変容であり、がんと診断されるまでの生き方を振り返り、新たな価値観を持って、新しい生き方をする、本来の自分らしい生き方を取り戻すという意味です。「がんの自然寛解」ではなく、「現代医療では治癒が困難とされる状況から回復した事例」と置き換えても通じる考え方です。

ここでは本書で紹介した8人の「心の変容」「生き方の変容」と、これまで『メッセンジャー』で取材した約500人のがん体験者の人生と照らし合わせながら、がん生還者の共通項について列挙していきます。こうすればがんを克服できるという絶対法則ではありません。がん克服者の歩んできたプロセスを考察すると、心にこうした変化があったという共通項です。

彼らはたまたま運がよかったのか？　そうではないとしたら、浮かび上がってくるマインドセット（思考パターン、思い込み、信念）の共通項とは何か？　中には手術を受けた人も、受けていない人もいます。抗がん剤治療を受けた人も、受けなかった人もいます。彼らががんを克服していくのに、がんとどう向き合い、どんな生き方をしたか？　ここが大きかったように思います。

①自分の存在価値を認める

私自身が28歳でがんと診断され、一番励みになった言葉は母から言われた一言。

「貴之が生きていてくれるだけでうれしいよ」

それまでは条件を満たさなければ愛してもらえないと思っていました。テストでいい点を取れば、いい大学に入れば、いい会社に入って高い給料をもらえば愛してくれるはず……。自分の生きる目的は、親の期待に応えること、親にとっての自慢の息子でいることでした。そして、うまくいかないときは自分を責めていました。

しかし母の言葉で気づいたのです。

「無条件に愛されている」

自分は自分でよかったんだ、どんな自分でも愛される価値があったんだと思えたら涙があふれました。

がんと診断される前、私は朝から夜遅くまで会社で働き、資料を自宅に持ち帰って仕事をしていました。何がなんでも成果を出さないといけないと思い込み、寝る間を惜しんで仕事に没頭していたのです。

では、がんの原因は過労だったのでしょうか？

それは違います。その奥を観ていかないと本質にはたどり着かないように思います。

いつも仕事に急き立てられ、ストレスで暴飲暴食し、運動を怠り、睡眠不足の毎日。その奥にあるものは、私の場合、「今の自分では価値がない」という自己不全感でした。

母の言葉で、「生きているだけで価値がある」とマインドセットを書き換えたことが大きかったと思います。


本書に登場され、ステージⅣの中咽頭がんを克服した春名伸司さんは生まれてすぐ、ご両親が離婚。その後、母親は再婚するも、その家庭で春名さんは人格を否定され続けて育ちました。子ども心に「1日も早く死ぬことが、親にしてあげられるたった一つの親孝行」などと思考するなんて、想像を絶します。

大人になってからも「自分は他人と同じように存在してはいけないんだ」という思考が深く残っていて、心身ともに無理を重ねられたのだと思います。

がんを機に、春名さんは「生きがい療法」を学び、さらにたくさんの同志との出会いの中で、すべてのことをあるがままに受け入れることができるようになりました。

「余命3か月」の原発不明がんから生還した櫻井英代さんは、がんと診断されても、治療後すぐに仕事に戻り、毎日遅くまで働きました。がんが再々発し、余命宣告を受けたとき、初めて自分を犠牲にしてきたことに気づくのです。「私がやらなければ」という義務感が櫻井さんを追いこんでいたのかもしれません。「私が私として存在するだけで価値がある」と認め、さらには「ついついがんばってしまう自分」「人のためにと身を削ってまでも心を尽くす自分」をも、あるがままに認めた櫻井さん。心と体にかかるストレスが緩和され、そのことが彼女の予後に影響したのではないかと思います。

私自身はV字に体調が回復したわけではなく、手術の後遺症の一つでもある腸閉塞を5度経験しました。

その原因を探っていくと、やはり「今の自分では価値がない」という自己不全感にたどり着きます。なかなか体調が回復しない現状に、いつしか病気で何もできない自分への否定が始まり、病気を患っている自分はかわいそうで迷惑な存在だと思うようになっていったのです。

「親を早く安心させたい」

「社会復帰して役に立つ人間にならないといけない」

一刻も早くこの状況から抜け出さねばと焦りました。しかし、もがけばもがくほど、深みにはまっていきます。「痩せたね」という言葉に傷つき、ときには大量の玄米を油で炒め、急いでよくかまずに食べ、強烈な腹部の痛みに見舞われました。計5回、救急車を呼ぶことになったのです。

このままではまずい、どんどん命が削られていってしまうとも感じていました。

5度目の腸閉塞の後、私は母の言葉を思い出していました。

「生きていてくれるだけでうれしいよ」

もう一度その言葉をかみしめ、私は自分自身に伝えます。

「ゆっくり元気になっていいよ。今は甘えていい。今はこれが自分のベスト。いつか元気になることを信じているよ」

「病気があろうとなかろうと、人間の価値は変わらないんだよ」

誰とも比べる必要はない。今の自分を受け入れて、焦らず、ゆっくり、自分の歩幅で、自分のペースで生きていけばいいと思うようにしたのです。それ以来、腸閉塞は起きていません。

いかに行動するかも大事ですが、その根底に〝焦り〟や〝自己否定〟の感情が強くあると、腸閉塞を繰り返した私のようによい結果を生まないのではないかと思います。

「自分は存在するだけで価値がある」

もし、自己不全感があるようならば、そうマインドセットを書き換え、自分が元気になっていい、幸せになっていいと心の奥で許可してあげるのも大切だと思います。

②人間の無限の可能性を認める

私がここまで来られたのは、前述したように、がんを克服された先輩、特に現代医学的には治癒が困難な状況から生還された方の存在が大きいです。

「自分にはもっと大きな可能性がある」

がん生還者をインフルエンサーとして、このようにマインドセットを書き換えたのです。

ステージⅣの乳がんを克服した伊藤奈津子さんはがん罹患後、がん患者会「いずみの会」やがん患者の音楽バンド「めぐみ音」に入会したり、イベントでもたくさんのがん生還者が経験を語る「がん治っちゃったよ!全員集合!」に参加したり、積極的にがん生還者に会いにいきました。伊藤さんは「そこにはがんを克服された方たちとのたくさんの出会いがあり、『私もきっと大丈夫!』と強くイメージすることができました」と言われています。

ステージⅣの胆のうがんを克服した石川利広さんは「余命1年」という診断を受けた3か月後、『メッセンジャー』10周年記念講演に参加し、がん生還者の体験を聴きます。その後も私のトーク&ライブに参加したり、養生施設でたくさんのがん患者と交流したりする中、「死ぬこと」より「生きること」に焦点を合わせるようになります。そして、がんサバイバーホノルルマラソンのミーティングに参加し、がんを罹患しても元気に幸せに生きる仲間の中に身を置き、生きる希望をふくらませていったようです。

がん生還者と出会うことで、彼らの中のがんに対するネガティブな思考が書き換えられ、同時に「がんは治る」という希望が芽生えたのです。

さらに、伊藤さん、石川さんはがんサバイバーホノルルマラソンにこれまで2回参加され、現在、たくさんのがん患者のインフルエンサーとして、マインドセットの書き換えのきっかけをつくっています。

がん経験者でホノルルマラソンを目指すチームメッセンジャーは、がんを経験していなくても入ることができます。サポーターとして盛り上げてくれていたYさんがある日、乳がんに罹患したと告白してくれました。

「私は乳がんと診断されましたが、チームメッセンジャーのみんなのおかげで、がんに罹患しても元気になる人がたくさんいると知って、勇気を持って進んでいけます。チームに入ってなかったら、不安になって、一人で寂しく閉じこもっていたかもしれません。スタートがマイナスじゃないというのはとっても大きいです。みんなのおかげです。本当にありがとうございます！」

12年経ち、Yさんはとても元気にされています。

がんと診断されたら、まず「死」が思い浮かぶのではなくて、彼女のように「希望」が思い浮かぶ世の中になるといいです。「がん＝終わり」ではなく、「がん＝新たな人生の始まり」、がんと言われても希望の一歩を踏み出すために、がん生還者の存在はとても大きいです。

少し調べるだけでも、ステージⅣや余命宣告されたがんから回復を果たしている人は数限りなくいます。そんなインフルエンサーに出会い、マインドセットを書き換え、ご自身で治る可能性を高めていってほしいです。

③喜びの中に生きる

まず自分を喜ばせてから他人を喜ばせる人、他人を喜ばせて自分が後になる人、よい悪いはないと思います。それぞれの生き方があって、自己満足でもなく、自己犠牲でもなく、どちらかに偏《かたよ》らず、喜びが循環すればいいのです。本書に登場した8人も、自分が先か、他人が先かにかかわらず、がんを機に、喜びの循環の中に生き始めたところが共通しているように感じます。

ステージⅣの子宮頸がんを克服した善本考香さんは、生きるために、「娘のために」ではなく、「自分の喜びのために生きる」にフォーカスされました。そして断腸の思いで、住んでいた山口県を離れ、東京で治療することを選択。その後、善本さんにとって最善の治療法との出合いがありました。

入院中のスケジュールを善本さんに聞くと、唯一、具体的な内容が出てこず、「目が覚めたら起き、お腹が空いたら食べ、やりたいことをやり、眠くなったら寝る」でした（笑）。病院を抜け出して遊びにいって夜更かししたり、パチンコしたり、ショッピングしたり、ドライブしたり、やりたいことを我慢しないようにされていました。それが善本さん流の「自分を喜ばせる生き方」だったのです。

治療後はご自身の経験をもとに、がん患者会を立ち上げ、現在、プラットフォーム型のNPOとして発展しています。善本さんの活動をSNSで見ると、自分を喜ばせながら、他人に喜びが循環しているように感じます。

ステージⅣのスキルス胃がんを克服した松野三枝子さんは、治療中に東日本大震災で被災するも九死に一生を得て、生き方が大きく変わります。「私は生かされたのかもしれない。自分のできることで誰かのお役に立ちながら生きたい」と、治療中の身だったにもかかわらず、避難所で炊き出しを始めます。自分の体よりも、目の前の人にご飯を食べさせたい一心で炊き出しを続けると、その数か月後にがんの消失が判明。松野さんのご飯にたくさんの人が感激し、それが松野さんにとっての生きがいとなり、喜びとなっていたのだと思います。

松野さんに会うと、いつもそのエネルギーに圧倒されます。とにかく元気で、笑顔があふれているのです。その姿が「ビクビク怖がって生きてちゃダメ！　楽しまなくちゃ！」と伝えてくれているようです。

がんになったからといって、人生が終わったわけではありません。

「大いに喜んでいい。この人生を大いに楽しんでいい」

そう自分自身に宣言してみるのもよいかもしれません。

④がんという出来事にプラスの意味付けをする

ストレスそのものが体にダメージを与えるわけではありません。ストレスを感じたときに発生するホルモン、例えばコルチゾールが長期に分泌されると、体内に炎症を起こすと言われています。

しかし一方で、ストレスにプラスの意味付けをし、新たな成長の機会と捉えたとき、逆に、デヒドロエピアンドロステロン（ＤＨＥＡ）という、免疫が活性化したり、炎症を抑えたり、さまざまな働きを持つホルモンが分泌されるそうです。

ストレスをどう捉えるかで、こんなにも体に与える影響が変わってくるのです。

ある人がとてもショックな出来事に遭遇したとき、ＰＴＳＤ（心的外傷後ストレス障害）になることがあります。しかし、ＰＴＳＧ（心的外傷後ストレス成長）という言葉があることを知りました。病気などの出来事を受け入れ、そのときの感情をしっかりと味わい、人生の中でプラスの意味付けをしたとき、人はより成長する可能性があるということです。

壮絶な幼少期を過ごし、大人になってもそのトラウマに苦しんだ春名伸司さんは、「がんに罹患しなければ、恨み、怒り、自己否定などを捨て、生き方を正し、生きる楽しみを味わうことはなかった。私にとってがんは怖いけれど、ありがたい神様のような存在だった」と、病気に対しての意味付けをされています。

ステージⅣの白血病を克服した髙原和也さんは、病気をきっかけに、自分自身の感情と向き合います。そして、がんが存在することでしか伝えられなかった体のメッセージを受け取り、以前より自分を大切にできるようになり、この人生で自分が本当に実現したいことに向け、一歩踏み出す勇気となったと言われています。

子宮頸がん、肺転移を克服した白駒妃登美さんは、がんは過去に原因があるのではなく、何かの報いでも、悪いことをした結果でも、理不尽なことでも、かわいそうなことでもなく、未来において必要だから起こる、何かのメッセージだと捉えることができると伝えてくれました。素敵な意味付けです。

がんという出来事に対するプラスの意味付けは、本書で紹介した8人、すべての方に見出すことができます。もちろんがんに罹患すれば、よいことばかりではありませんし、がんになんてならないほうがよかったかもしれません。しかし、がんになった以上、マイナス面を受け入れて、自分の人生に必要な出来事として、プラスのマインドセットに書き換えたいものです。

⑤自分の人生観に照らし、治療法を自分で決める

これまでたくさんのがん生還者を取材し、「どう治すか」の前に、「どう生きたいか」が大事だと思い知らされています。「どう生きたいか」は本当に人それぞれです。完治させることより、治療によるQOLの低下を回避し、今を充実させたいという人、家族と1日でも長く過ごしたいから、とにかく完治させたいという人、どちらもその人にとっての正解です。病状、年齢、家族構成によっても変わってくると思いますし、何より、その人の人生観が決め手になると思います。

石川利広さんは2015年2月、余命1年と診断された後、延命のための抗がん剤治療を続けていましたが、激しい副作用もあり、3回で中止。美容師の石川さんには1年後、成人式を迎える娘さんの髪を結うという夢がありました。石川さんは考えました。このまま抗がん剤治療を続けて、1年後に生きていたとしても、副作用で起き上がれない状態か

もしれない。それなら抗がん剤治療を中止しようと決断されました。石川さんはたとえ命が短くなっても、夢を叶えることを優先したのです。

櫻井英代さんは2015年4月、再々発で「余命3か月」と診断され、ホスピスいきを勧められますが、車椅子で参加した笑いヨガのイベントが大きな転機となります。仲間に励まされたことで、「私にはまだまだやりたいことがある。娘の花嫁姿も見たい。私はもっと生きたい！」という、櫻井さんの本当の思いが湧き上がってきたのです。彼女にとっての「どう生きたいか」が決まりました。

そして、自分で治療法を決めてしまいました。医師の反対する抗がん剤治療を自ら受けることを願い出て、受ける回数も自分で決めて、現在に至ります。

がん生還者には、医師の言われるままではなく、自分の人生観に照らし合わせ、自分で治療を決めている人が多いと感じます。そして彼らからは「治す覚悟」ではなく、「生きる覚悟」が強く伝わってきます。

治療を選ぶ前に、受ける前に、「どう生きたいか」を考えてみることはとても重要だと思います。

⑥周りに感謝し、自分に感謝し、「生かされていること」に感謝する

本書で紹介した8人の体験談、インタビューには必ず、〝感謝〟や〝ありがとう〟という言葉が出てきます。カリフォルニア大学のロバート・エモンズ教授の研究では、〝感謝〟をすることで、免疫が活性化し、痛みへの耐性が高まることが示されています。ストレスの軽減や自律神経の安定にもつながります。

先日、朝のテレビで脳科学者の西剛志氏が、脳によい最高の言葉は「ありがとう」だと言われていました。西氏の実験によると、これまで最後にバテていたマラソン選手が心の中で「ありがとう」をつぶやくと、実際にタイムが伸びたそうです。

白駒妃登美さんは、抗がん剤治療を受けるとき、抗がん剤を開発した人に思いを寄せました。彼らも人助けをしたいと思って抗がん剤をつくったと感じ、白駒さんはその愛を受け入れて、「ありがとうございます」と言いながら治療を受けました。すると、看護師さ

んに驚かれるほど副作用が軽かったそうです。

松野三枝子さんは朝目が覚め、障子を開け太陽の光を浴びると、「今日も生かされている」という喜びがあふれるそうです。震災後は、生きていることにただ感謝、そこから1日が始まるから元気なんだと言われています。

私自身、今年の2月（2023年）、軽度の心臓弁膜症（大動脈弁閉鎖不全症、僧帽弁閉鎖不全症）と診断されました。手術は必要ないのですが、体のケア、生活習慣のケアがこれまで以上に必要となりました。生きていることが当たり前でないことを実感する毎日です。毎日胸に手を当て、休むことなく支えてくれている体に感謝し、命をつないでくれた存在に感謝し、生かされていることに感謝して眠りにつきます。

生かされていることが当たり前でないというマインドセットの書き換えも重要だと感じています。

⑦治療効果が高まるイメージをし、治療後の自分の姿をイメージする

私は治療中の1999年、誰にも教わることなく、自己流でイメージトレーニングをしていました。入院中、看護学生からふと「夢は何ですか?」と聞かれ、とっさに「もう一度、ホノルルマラソンに挑戦したい!」と答える自分がいて、それが退院後に叶えたい夢となったのです。

消灯後、夜な夜なそのシーンを臨場感たっぷりにイメージし、ホノルルマラソンの翌日にはホノルルの教会で結婚式を挙げるという夢も追加し、ラストシーンではあふれる涙で枕を濡らしていました。「予祝」「潜在意識」「引き寄せ」「イメージトレーニング」……そんな言葉はまったく知らずに、ただひたすら、イメージを繰り返していたのです。

今考えれば、これは「治すために生きる」から「生きるために治す」へのマインドセットの書き換えであり、「がん患者に未来はない」から「がん患者でも夢を叶えていい」というマインドセットの書き換えでもありました。

伊藤奈津子さんは、がんが転移していた肝臓をきれいなピンク色にイメージし、自分の体

内に医師がいて、がん細胞を外へ運び出してくれるイメージを日々されていました。

善本考香さんは、抗がん剤治療のときは、「一滴落ちた」「体に染み込んだ」「がんがあるところにがんばって進んでいく」というイメージトレーニングを実践。同時に、がん細胞も自分の細胞なので、「あっちいけ！」と排除するだけではなく、「あなたね。どうしてここに来たの？　もう帰っていいからね」と話しかけていたといいます。

春名伸司さんは入院中、「がんが治ったら、自分の体験を語り、治すために実践しているかくりん気功を教えることで、がん患者を勇気づける人になる」というイメージをされていました。実際に現在、講演会や気功教室の講師として全国をまわり、がん患者の希望となっています。

石川利広さんは1年後（余命宣告期限）の自分の姿を、「がんが治っている」ではなく、「ホノルルマラソンに出て、娘の成人式で髪を結う」とイメージし、未来のマインドセットを書き換えました。石川さんはそうイメージしながら、信念を持って養生法を継続したのです。結果、２０１５年12月、家族とともにホノルルマラソン完走、２０１６年１月、娘さんの成人式で髪を結うことができ、同年６月には腫瘍が消失という結果を得ました。

脳には時間という概念がなく、過去の回想も、未来の想像も、脳の記憶の中では「今現在」起こっていることと同義になります。梅干を口に含むイメージをするだけで唾液が分泌されるのはこのためです。

ポジティブなイメージをすることで、脳の働きが活発となり、脳内物質であるドーパミンが産出され、すべての脳領域にいき渡る仕組みになっているそうです。脳のパフォーマンスが最大になることで、体のパフォーマンスも高まることが期待できるということです。

セルフイメージを高めた上で、「病気が治らないことを避ける」という問題回避思考（苦痛系）ではなく、「病気が治ったら何がしたい？」という目的思考（報酬系）でイメージすることが大切です。「奥さんに怒られる」という問題を回避する思考で洗濯物を畳む……ではは本来のパフォーマンスを発揮できないですよね（笑）。どうせなら、奥さんがご機嫌になり、世界中の人々が笑顔になることをイメージしながら洗濯物を畳んだほうがいいと思います。

私自身のイメージの結果はどうなったか。１９９９年10月から治療が始まり、入院中にしていた、ホノルルマラソン完走と翌日に結婚式を挙げるというイメージ。治療から９年後の２００８年12月、私はホノルルマラソンに出場し、ゴールで現在の妻と抱き合い、翌日ホノルルの教会で結婚式を挙げることができました。この様子はフジテレビ『奇跡体験！アンビリバボー』でも取り上げられました。

そして、２年後の２０１０年からは、がん経験者、ご家族、サポーターで挑戦する「がんサバイバーホノルルマラソン」を主宰し、たくさんの方の夢が叶っています。ツアーはコロナ禍前まで９回開催し、約５００名が完走を果たし、２０２４年の開催に向けて計画中です。イメージを超える現実がやってきています。

がんを抑制する遺伝子とホルモンからの考察

がん抑制遺伝子のスイッチを入れる

近年では、遺伝子医学研究の分野で「エピジェネティクス」が注目されています。〝エピ〟は「後で」、〝ジェネティクス〟は遺伝学のことで、つまり、後天的な環境や生活習慣などの影響で遺伝子が変化することを研究する分野です。

がんに関係する遺伝子としては、がんを発症させるがん遺伝子と、それを抑え込むがん抑制遺伝子があり、とくにがん抑制遺伝子は〝心の状態〟によって、そのスイッチがオンになったり、オフになったりすることがわかっています。がん抑制遺伝子の中でも代表的なのがｐ－53遺伝子で、主に傷ついた細胞を修復したり、がん細胞のアポトーシス（細胞死）を誘導したりする働きがあります。また、筑波大学名誉教授の宗像恒次氏は、Ｐ－53、ＲＢ、ＢＲＣＡ、ＲＵＮＸ３の４つのがん抑制遺伝子を「愛の遺伝子」と呼び、それらは「人から愛される」「自分を愛する」「人を愛する」ことで活性化されると言われています。

ジョンズ・ホプキンス大学のベイリン教授らの研究では、がん患者のＤＮＡを調べると、６割以上でがん抑制遺伝子のスイッチがオフになっていたそうです。

以上のことからも、がん抑制遺伝子のスイッチをオンにしておくことは、がんの増殖を抑制する上でとても重要で、本書で紹介した８人のがん生還者も、がん抑制遺伝子が活性化されていたのではないかと推測できます。がん抑制遺伝子のスイッチオン、オフに〝心の状態〟がかかわっているとするなら、前項で紹介した「がんを治すマインドセット７か条」はとても役立つのではないかと思います。

オキシトシン濃度をライブ前後に計測

数年前、懇意にさせていただいている、がん経験者でもある小林正学《まさのり》医師（岡崎ゆうあいクリニック院長）の発案で、私のトーク＆ライブの前後で、お客さんの唾液を採取し、オキシトシン濃度がどのように変化するかという実験が行われました。

オキシトシンは、9個のアミノ酸で構成されるペプチドホルモン（複数のアミノ酸からなるホルモン）の一種で、幸せホルモンとも呼ばれ、脳や体の広範囲に働きかけ、「幸せな気分になる」「心が癒され、ストレスが緩和する」「不安や恐怖心が減少する」「心臓の機能を高める」など、さまざまな作用をもたらすと言われます。最近の論文では、オキシトシンにより、「①MMP－2とVEGFの発現を抑制することにより卵巣がんの転移を阻害する（J Cancer. 2018 Apr 6；9（8）：1379－1384）」「②NF－κBのダウンレギュレーションにより乳がんが縮小する（Peptides. 2018 Sep；107：54－60.）」など、がんの進行抑制に働くことが報告されています。

これはとても恐ろしい実験でした！　もしトーク&ライブ後に皆さんのオキシトシン濃度が下がっているようだったら、これまでの私の活動はなんだったのかということになります。もうマイクを置くことも考えていました（笑）。

さて、小林先生が信頼のおける研究機関に依頼して出た結果、ほとんどの方のオキシトシン濃度が上昇していることがわかりました。何人かは爆上がりという変化で、おかげで私もこうして活動を続けられています。かえってお墨付きをもらえたので、ときどきオキシトシンガーと名乗っています（笑）。

実験のトーク＆ライブでは、最後にお客さんのお互いの夢を応援し合いました。オキシトシンを分泌させる行為とは、「感動する」「感謝する」「感情を素直に表す」「他人を応援する」「他人の幸せを祈る」「夢を語る」「触れ合う／スキンシップ」「好きなことをする」「友達と食事をする」「プレゼントを贈る」「親切を心がける」などだそうです。

本書で紹介した8人の生還者の生き方を振り返ると、大量のオキシトシンが放出されていたであろうと推測できます。

ネガティブに陥ったときにできること

「マインドセットを書き換えよう」と述べてきました。しかし自分の経験と照らし合わせても、常に心をよい状態に保つことはとても難しいです。せっかくマインドセットを書き換えても、ネガティブな思考に陥ると、元に戻ってしまう気がしてしまいますよね。

何をしていても不安は襲ってくるものです。近しい人は知っていますが、私はとてもネガティブな人間で、いつも不安を口にし、ライブのあとは反省ばかりして、さまざまなことでクヨクヨしています。自分で『大丈夫だよ』という歌を歌っていますが、私が周りのみんなに「大丈夫だよ」と励ましてもらっています（笑）。また、自分がネガティブになることで、「杉浦さんでも落ち込むんだ」と周りを安心させてもいるようです。

大切なのはネガティブな思考に陥らないことではなく、それを長く引きずらないこと、そして、いかにネガティブの海から抜け出すかだと思っています。

では、どのようにして私は心を立て直しているのでしょうか。そこに登場するのが、私が名付けた「大丈夫アイテム」です。「大丈夫アイテム」とは、ネガティブになった思考をリセットさせ、自分を安心させてくれる存在、言葉、行動のことです。

私が「不安」というネガティブ感情とどう折り合いをつけているか、例えて紹介します。考えないようにして、無理やり「不安」に蓋をすることはありません。前提として、「不安」を抱くと体に悪い、それが現実になるというのは思い込みです。イメージはそんなに簡単に現実化しません。

私は今も再発の不安が襲ってくることがあります。そんなときはまず、不安があることを受け入れます。そして、そこから思い直すのです。

「待てよ、あの治療法が承認されつつある」「再発したらあの医師を訪ねればいい」「その状況から治った人もいる。その人に会いにいけばいい」

最悪な状況を想定して、そのときの対処法をたくさん用意しておくのです。「再発したら終わり」という観念を取っ払っておけば、実はまだ出合っていないだけで、治すためのアイテムは無限にあることがわかります。

「そうか、大丈夫だね」

そう心の底から思えたら、不安は自然に消えていきます。不安を排除するのではなく、不安に対してリラックスできればいいのだと思います。

病気になると、さまざまな情報や他人の言葉に傷つくことがあります。そのときも大丈夫アイテムが役立ちます。病院でネガティブなことを言われてしまったら、「まだ起きていない未来のこと。私に当てはまるとは限らない」、SNSの心ない言葉に傷ついたら、「私は私。私は気にしない。付き合うのは人生の無駄」、同じ病気を患う方の訃報に接したら、「私は私。大丈夫。その方に自分を重ねるのは失礼。きっとその方も私を応援してくれるはず」、そんな言葉を用意しておきます。

自分なりの大丈夫アイテムをたくさん持っておきましょう。喜びもつらさも分かち合える家族や仲間、同病を克服され幸せに生きる先輩方、信頼のおける医師、自分が元気になる言葉や考え方、生きる力が湧いてくる音楽、ピンチのときに背中を押してもらえる書物、取り組んでいる養生法など、周りを見渡せば無限に存在しますよね。本書も誰かの大丈夫アイテムになれることを願って書きました。ぜひご活用ください。

そして何より、自分自身が一番の大丈夫アイテムであってほしいと願います。

これまでたくさんの困難をがんばって乗り越えてきた過去の自分、愛し愛され生かされている現在の自分、これからも自分らしく幸せに生きる、イメージの中の未来の自分がきっとあなたを支えてくれるはずです。

おわりに

「下手な希望を持たせないでほしい」

数年前、ある地域の小児がん病棟で私の講演会が企画されていましたが、トップの方のこの言葉で中止になってしまいました。ひどく落胆したのを覚えています。

「下手な希望」とは何でしょうか？

今話題のチャットＧＰＴ（ＯｐｅｎＡＩ社が公開した自然な文章を生成する人工知能）で「下手な希望とは何か？」と聞いてみました。

「『下手な希望』とは、達成が難しい、現実的ではない、あるいは不適切な望みや期待を指す表現です。つまり、現実的には実現困難である、または望ましい結果につながらないような希望や期待を持つことを指します」

国立研究開発法人国立がん研究センターのがん情報サービスには「小児がんは、ここ数十年の医療の進歩で、現在では約7割〜8割が治るようになってきました」とあります。小児がんの子どもたちが「治ると信じる」ことは、決して不適切な望みではないはずです。

サイモントン療法の創始者・サイモントン博士がウェブスター辞典で「HOPE（希望）」の意味を調べると、「〝希望〟とは、実現するかどうかの可能性の隔たりにかかわらず、得たい結果が得られると信じること」と書かれていたそうです。

どんな自分にも可能性があり、望む未来を手に入れることができると信じていい、希望を持っていいのだと思います。

チャットGPTで逆に、「希望とは何か？」と聞いてみました。

「希望とは、未来に対する肯定的な期待や願望のことです。具体的には、現在の状況から抜け出し、よりよい未来に向かって前進するための精神的な支えや動機付けを与えるものです。人生において、希望は困難や逆境に立ち向かうための力となり、目標を追求するための意欲を高めることができます」

私、杉浦貴之も〝希望〟がなければここに存在していないと思います。

国立がん情報サービスの情報によると、日本人男性で43・4％、女性で25・3％の割合で、がんの原因は生活習慣や感染である（喫煙、飲酒、食物・栄養、身体活動、体格、ウイルスや細菌による感染、化学物質、生殖要因とホルモン）であると書かれていました。逆に言えば、男性のがんで50％以上、女性のがんで約75％はその原因を科学的に証明できないということです。

ということは、原因不明の部分に関して、自身で仮説を立てて取り組んでいくことで、治る可能性を高めていけると考えることもできます。これまでの思考パターン、ストレス対処、生き方などを見つめ直し、マインドセットを書き換えることは、その原因に触れることになるかもしれません。

一方でがん医療の進歩も日進月歩で、新たな治療法の研究が進み、標準治療でできる範囲もどんどん広がってきています。

先日、最新のがん全体の10年生存率は53・3％だとニュースで報道されていました。しかしこれは２０１０年にがんに罹患した人のデータであり、現在のデータではありません。同様に、余命も過去のデータからの推測であり、現在のものではないのです。余命、生存率などの数字に惑わされることなく、自分で道をつくっていきましょう。

がんが治る可能性は日々高まっています。
自分でできる領域も無限に広がっています。

希望はあふれています。

今回の本をつくるにあたり、たくさんの方々が協力してくださいました。追加取材に応じてくださった、本書に登場した8人の皆様、今回紹介できませんでしたが、これまで『メッセンジャー』に登場してくださった皆様、『メッセンジャー』を購読してくださっている皆様、『メッセンジャー』を応援してくださっている皆様、たくさんの方々のおかげでこの本ができました。また、ユサブルの松本卓也さんとは、何度もメールや電話でやり取りをさせていただき、本書の完成に至りました。

この場をお借りして、感謝申し上げます。本当にありがとうございます。

2023年5月　杉浦貴之

【参考文献】

『メッセンジャー』42 号（白駒妃登美さん記事）

『メッセンジャー』45 号（春名伸司さん記事）

『メッセンジャー』48 号（石川利広さん記事）

『メッセンジャー』49 号（松野三枝子さん記事）

『メッセンジャー』52 号（伊藤奈津子さん、櫻井英代さん記事）

『メッセンジャー』53 号（髙原和也さん記事）

『メッセンジャー』56 号（石川利広さん記事）

『メッセンジャー』57 号（櫻井英代さん記事）

『メッセンジャー』60 号（善本考香さん記事）

『メッセンジャー』61 号（髙原和也さん記事）

『命はそんなにやわじゃない』（かんき出版）杉浦貴之著

『感動する!日本史』（KADOKAWA/ 中経出版）白駒妃登美著

『人生に悩んだら「日本史」に聞こう』（祥伝社）ひすいこたろう、白駒妃登美著

『がんの手術をする前に』（創元社）帯津良一、春名伸司著

『このまま死んでる場合じゃない!』（講談社）岡田直美、善本考香著

『がんとの共存を可能にする３つの治癒力強化法』（幻冬舎）野本篤志著

『「がん」をのりこえた人が気づく7つのこと』（サンマーク出版）小原田泰久著

『治った人、ガンと共に生きた人、それぞれから学んだガンが治る人への変わり方〈上下巻〉』（自費出版）小澤康敏著

『手術件数 1000 超　専門医が教える　がんが治る人　治らない人』（あさ出版）佐藤典宏著

『健康遺伝子が目覚めるがんの SAT 療法』（春秋社）宗像恒宏、小林啓一郎著

杉浦貴之 Takayuki Sugiura

【杉浦貴之プロフィール】
1971 年愛知県生まれ。『メッセンジャー』編集長&シンガーソングライター。1999 年 28 歳のときに腎臓の希少がんに罹患。当時同じ症例で2年以上の生存例がなく、「早くて半年、2年後の生存率0%」と言われる。左腎摘出手術の後、抗がん剤治療2クール。以後、さまざまな養生法にも取り組み、再発を免れている。2005 年、主にがん体験者の想いを綴ったマガジン『メッセンジャー』創刊。2010 ～ 2019 年がんサバイバーホノルルマラソンツアー主宰。「奇跡体験!アンビリバボー」など出演。トークライブ、学校での講演、『メッセンジャー』の取材と全国を駆けまわっている。2011 年 12 月『命はそんなにやわじゃない』を出版。3 枚のアルバム CD をリリース。

命のマガジン『メッセンジャー』

本書のもとになった、杉浦貴之が2005年1月に創刊したマガジン。命と向き合っている方、主にがん経験された方、医師などの医療関係者を取材し、その手記やインタビュー記事を掲載している。

がんサバイバーホノルルマラソン

『メッセンジャー』編集長の杉浦貴之が2010年より企画。これまで 9 回のツアーで延べ約500名が参加。毎年 12 月に開催される、世界で唯一制限時間のないフルマラソン、ホノルルマラソン。がん経験者、その家族、サポーターでチームを作り（チームメッセンジャー）、参加している。10 ㎞ウォーキングもあり。2024年に開催予定。

がんステージⅣ克服

「転移」「再発」「余命告知」からの回復記録

2023 年 6 月 20 日初版第一刷発行
2024 年12月 5 日　　第三刷発行

編著者　杉浦貴之
発行人　松本卓也
発行所　株式会社ユサブル
〒103-0014 東京都中央区日本橋蛎殻町 2-13-5 美濃友ビル 3F
電話：03（3527）3669
ユサブルホームページ：http://yusabul.com/
発行所　株式会社光邦

ISBN978-4-909249-52-4

定価はカバーに表示してあります。
落丁・乱丁はお手数ですが、当社までお問い合わせください。